健康素养系列丛书

糖尿病防治常识

丛 书 主 编　邹志江

丛书副主编　刘亦文　万德芝　王少臣

丛 书 编 委　（按姓氏笔画顺序）

万　娟　万德芝　王少臣　卢小凡　付　恺

许乐为　刘亦文　邹志江　陈国安　吴寒冰

杨　冰　欧阳宗保　欧阳茜　张　莉　龚小平

黄迅前　曾庆勇　熊　丽　戴岳华　瞿　园

本 书 主 编　万德芝

本书副主编　王丽晶

U0259541

江西科学技术出版社

图书在版编目（CIP）数据

糖尿病防治常识/万德芝主编.

——南昌:江西科学技术出版社,2016.7

ISBN 978 - 7 - 5390 - 5706 - 4

Ⅰ.①糖…　Ⅱ.①万…　Ⅲ.①糖尿病 - 防治　Ⅳ.①R587.1

中国版本图书馆 CIP 数据核字(2016)第 131201 号

国际互联网(Internet)地址:http://www.jxkjcbs.com

选题序号:ZK2016142

图书代码:D16020 - 101

糖尿病防治常识

主编/万德芝

责任编辑/范春龙

出版发行/江西科学技术出版社

社址/南昌市蓼洲街 2 号附 1 号

邮编/330009　电话/(0791)86623491　86639342(传真)

经销/各地新华书店

印刷/江西千叶彩印有限公司

版次/2016 年 7 月第 1 版

2016 年 7 月第 1 次印刷

开本/787mm×1092mm　1/16　9 印张

字数/100 千字

书号/ISBN 978 - 7 - 5390 - 5706 - 4

定价/28.00 元

赣版权登字 - 03 - 2016 - 225

前　言

　　健康是促进人的全面发展的必然要求，是国家富强和人民幸福的重要标志。习近平总书记指出，没有全民健康，就没有全面小康。党的十八届五中全会从协调推进"四个全面"战略布局出发，提出"推进健康中国建设"的宏伟目标，江西省人大十二届五次会议通过的"政府工作报告"中提出的"推进健康江西建设"，充分体现了党和政府以人为本、执政为民的理念，凸显了党和政府对维护国民健康的高度重视与坚定决心。

　　随着国家经济的发展，人民生活水平的提高，如何提高国民的健康素养，有效增进国民的健康水平，是迫在眉睫的重大问题，而这个问题的改善需要社会各界有识之士共同努力。

　　在增进健康的努力中，人们往往过分依赖于医生、药物和医疗设施，却很少重视自身在增进健康中的主导作用，常常自叹工作忙而忽视自我保健，以致产生许多本来可以预防和避免的疾病；部分本来可以根治的疾病，也因此失去了治疗良机，导致健康水平的降低。在日常生活中，有些人被疾病折磨了几十年，仍对自己所患的疾病一无所知，或者知之甚少，把疾病康复的希望全部寄托在医生身上。实际上，医生并不是疾病预防和康复的主体，真正的主体是自己。就拿冠心病来讲：高胆固醇饮食、吸烟、肥胖、高血压和紧张情绪等均是引起和加剧冠心病的危险因素，而这些心理和行为因素都属于可以通过行为方式的改变而消除的危险因素。至于疾病的康复手段和方法，除了药物外，诸如运动、饮食等养生保健方法，更是医生所替代不了的。

依靠自己的主观努力，积极采取一切可以促进健康的自我保健方法，积极配合医生，同不健康、虚弱、疾病、衰老作斗争已越来越被人们所重视。另外，随着国家医疗体制改革进一步深化，医疗保险制度的普及和完善，人们迫切需要一套能比较系统、全面指导预防、医疗、保健、康复的医学科普书籍。为此，我们组织医学专家撰写了这套《健康素养系列丛书》，力求以通俗易懂的文字，把人们日常生活中最常见而又容易忽视的健康知识奉献给关心和爱护健康的人们。

《健康素养系列丛书》为人们防治常见病、慢性病提供了行之有效的自我保健方法，对提高生活质量作了精辟论述，是一套有别于医学专业书籍的新颖的科普知识系列读本。本丛书面向基层，面向群众，通过阅读，使读者能在自己的努力下，进行自我强身，以增强体质，减少疾病；一旦患病，以利尽早发现，及时治疗，早日康复，将疾病带来的损害降至最低限度；讲究实用，力求做到易读、易懂、易操作。一书在手，犹如请了一位家庭医学顾问。

限于水平与时间，本套丛书不足之处在所难免，望广大读者批评、指正。

目录
CONTENTS

第一章 糖尿病的概念

第二章 糖尿病的预防

第三章　糖尿病的治疗

第四章　糖尿病的保健

第一章

糖尿病的概念

1 什么是糖尿病

糖尿病是一种常见的代谢内分泌疾病，其基本病理为绝对或相对胰岛素分泌不足所引起的疾病，可引发眼睛、神经、心血管等慢性损害，严重时导致糖尿病酮症酸中毒。主要症状为"三多一少"，即多食、多饮、多尿，体重减轻。

随着人们生活水平的提高，糖尿病的发病率在世界各地不断上升。1991 年，世界卫生组织明确提出，糖尿病已成为危及人类健康的严重社会问题。

糖尿病是一种慢性终身性疾病，就目前医疗水平而言尚不能完全根治，因此，治疗糖尿病是一个漫长的过程。正确认识糖尿病的发生机制、病因，采取有效的控制和监测手段，提供积极有效的治疗方案，普及预防、保健知识是非常必要的。

西医认为，糖尿病主要是由于胰岛素不足而引起代谢紊乱发生的疾病。人体内进行着糖、脂肪、蛋白质等物质代谢，这些代谢需要内分泌激素的参加，其中主要是胰岛素，当各种原因引起胰岛素的分泌发生绝对或相对不足时，就会导致糖代谢的紊乱，使血中的血糖增高，并出现糖尿。由于糖代谢与脂肪、蛋白质代谢紊乱，糖尿病发展到症状期时，会出现多尿、多饮、多食，消瘦等"三多一少"病症现象，这就是糖尿病。糖尿病常见的并发症有急性感染、肺结核、动脉粥样硬化，以及视网膜病变、白内障及神经病变等。

随着年龄的增加，运动逐渐减少，肥胖者逐渐增多，诱发糖尿病的概率也会增多。

根据糖尿病并发症发病的急缓以及病理上的差异，可将其分为急性和慢性两大类。

（1）糖尿病急性并发症病因

包括糖尿病酮症酸中毒、高血糖高渗状态、乳酸性酸中毒等，其发病原因主要是由于胰岛素活性重度缺乏及升糖激素不适当升高，导致血糖过高，而引起糖、脂肪和蛋白质代谢紊乱，以致机体水、电解质和酸碱平衡失调。

（2）糖尿病慢性并发症病因

慢性并发症是糖尿病致残、致死的主要原因，主要包括：①大血管并发症，如脑血管、心血管和下肢血管的病变等。②微血管并发症，如肾脏病变和眼底病变。③神经病变，包括负责感官的感觉神经，支配身体活动的运动神经，以及司理内脏、血管和内分泌功能的自主神经病变等。

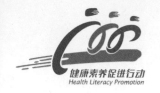
2 糖尿病的发病情况

　　2008 年，中国糖尿病协会组织进行了全国 15 个城市和地区的糖尿病发病情况调查，发现中国的糖尿病发病率高达 9.7%，据估算全国糖尿病患者约有 9240 万人，这个调查结果 2009 年发表在《新英格兰》杂志上。2010年国家疾病控制中心和内分泌学会进行的 18 岁以上人群糖尿病患病率研究显示，目前我国 18 岁以上成年人中糖尿病患病率达 11.6%，继续成为世界上糖尿病患者人数最多的国家。并且，我国还有庞大的糖尿病后备军——糖尿病前期人群。

　　糖尿病患者的高危因素包括城市居住、高年龄组、脑力劳动型、糖尿病家庭史阳性、肥胖症等。由于城市居民生活水平较高，摄取脂肪与糖类数量较多、劳动强度低、肥胖这些因素增多，导致糖尿病发病的机会相对增多。

　　我国农村糖尿病的发病率相对较低，城市的发病率比农村高 1～4 倍。原因主要是农村的生活水平低和生活习惯不同。农村居民以面食及粗粮为主，高热量饮食相对较少；农村居民每天的活动量较大，加快了热量的消耗；农村居民的医疗环境、自我保健意识较差，还有许多糖尿病患者未被发现。所以，农村居民人口的糖尿病患病率才较低。

3 糖尿病的类型有哪些

根据 1997 年世界卫生组织和美国糖尿病协会对新的糖尿病分型，可将糖尿病分为四个类型：

①Ⅰ型糖尿病：Ⅰ型糖尿病是指胰岛 β 细胞遭受破坏，引起胰岛素的绝对缺乏产生的疾病。这一类型糖尿病一般需要依赖胰岛素治疗，否则会出现酮症酸中毒，如不及时治疗，会导致死亡。任何年龄均可发病，以青少年为多。起病急，症状显，身体瘦，血糖水平波动较大，空腹血浆胰岛素水平很低。一般在发病后数年出现糖尿病性并发症。在糖尿病患者中约5%～10%属此类型。有些青少年发现糖尿病，使用胰岛素 1～2 年后，仅用少量的降糖药，即可控制病情。随着胰岛的完全破坏，最终必须依赖胰岛素治疗。

②Ⅱ型糖尿病：对胰岛素不敏感引起胰岛素相对不足，而成为Ⅱ型糖尿病。Ⅱ型糖尿病的发病率为Ⅰ型糖尿病的 10～20 倍，多发于 40 岁以上人群。多数患者体型肥胖、起病缓慢、病情轻，并有口干、口渴等症状。也有不少人无症状，较少出现酮症。Ⅱ型糖尿病患者有对胰岛素的抵抗，或者是人体细胞和组织对胰岛素不敏感。

医学临床上，"三多"症状可以不明显，往往在体检时或因其他疾病就诊时被发现，例如，女性患者因会阴部瘙痒就诊，或因经久不愈的皮肤感染、反复生疖肿时，才发现糖尿病。Ⅱ型糖尿患者多食、肥胖是诱因，常伴有心脏、肾脏、视网膜等血管并发症。此类型病人胰岛素分泌水平有时增高、有时低下。患者病史长，有大于20年的。形体消瘦的老年糖尿病患者出现胰岛素水平低下，与胰岛功能的衰退有关，这种患者要加用少量胰岛素治疗。

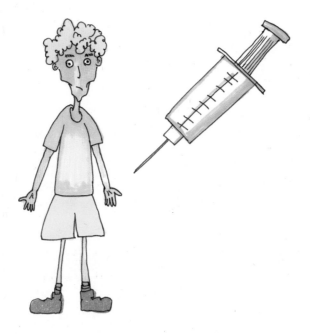

③其他特殊类型糖尿病：又称症状性糖尿病或继发性糖尿病，大多数继发于拮抗胰岛素的内分泌病（如慢性胰腺炎引起胰腺破坏），或某些内分泌疾病（如肾上腺皮质功能亢进、垂体瘤、嗜铬细胞瘤、甲状腺功能亢进等），或对抗胰岛素的激素分泌增加所致。

④妊娠糖尿病：妊娠糖尿病是指原来无糖尿病的女性在怀孕期

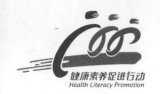

间所发生的糖尿病。因此，已知糖尿病者妊娠时不属此类。这种患者是因妊娠期间体内对抗胰岛素的激素分泌增加，组织对胰岛素的敏感性减低，胰岛素相对不足，导致妊娠糖尿病。发生率占孕妇的1%～3%。产后多数妊娠糖尿患者恢复正常，少数转为Ⅱ型或Ⅰ型糖尿病人。

4 糖尿病的病理与生理有哪些

（1）糖尿病与胰岛素的关系

从现代医学观点看，糖尿病是由于胰岛素绝对缺乏或相对不足所引起的疾病。胰岛素是胰腺分泌的一种激素。胰腺是人体中除肝脏以外的第二大消化腺，是一个长条形的脏器，一般长 12~15 厘米，宽 3~4 厘米，厚 1.5~2.5 厘米，平均重量在 66~100 克之间，位于胃的后方，分头、颈、体、尾四部分，横在相当于第一腰椎的腹腔后壁。

胰腺有外分泌和内分泌两大功能，每天向十二指肠分泌 1000~2000 毫升的胰液，参与消化过程，称为外分泌功能；另一个称为内分泌功能，由胰腺中的内分泌组织——胰岛分泌胰岛素。正常人每日胰岛素的分泌量约为 55 个单位。胰岛素在人体内主要参与糖、脂肪和蛋白质的代谢。胰岛尚可分泌其他内分泌激素和胰升糖素、生长抑素等与糖尿病发病有一定关系的激素。

胰岛素是调节糖代谢的重要激素，其作用主要是促使人体血液中的葡萄糖进入组织细胞，促进糖原合成，抑制糖原分解，减少糖异生。糖异生是补充血糖的一条

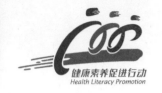

途径，胰岛素抑制非糖物质如乳酸、甘油和某些氨基酸在肝脏成糖的过程。此外，胰岛素还能把多余的葡萄糖并储存起来，在进食较多的情况下，血中葡萄糖浓度可以增高，胰岛素就能把这些剩余的葡萄糖变为糖原，储存在肝脏或肌肉组织内。正常人的肝脏可储存100克糖原，以备不足时使用，当血糖下降时，糖原再变为葡萄糖，保持血糖浓度。胰岛素还能促使多余的葡萄糖变成脂肪并储存起来。因此，胰岛素是人体内唯一的降低血糖的激素。

在脂肪代谢方面，胰岛素具有抑制脂肪分解、促进脂肪合成、降低血脂的作用。

胰岛素具有促进蛋白质合成的作用，还抑制人体某些组织如肝、脂肪组织及心脏的蛋白质分解。

糖尿病主要是由于胰岛素不足而引起代谢紊乱造成的。首先，糖代谢的紊乱。主要是葡萄糖的利用减少，即葡萄糖进入细胞内减少，在细胞内的分解代谢减弱，转化为糖原的合成代谢也减弱。相反，糖原分解为葡萄糖的过程增强，糖原异生增多，因而导致血糖升高。其次，脂肪代谢的紊乱。由于糖代谢紊乱提供能量不足，促使大量脂肪分解来补充能量，但因糖代谢紊乱时影响脂肪代谢，使脂肪不能充分氧化分解成二氧化碳及水，却生成大量酮体，血中酮体增多，形成酮症，酮体内酸性产物虽然早期可通过血液缓冲系统而被中和，但病情发展到酮体量大量增多，超过体液缓冲系统的能力时，即可导致酸中毒。严重时因抑制中枢神经系统而导致昏迷，是糖尿病最严重的并发症。此外，由于胰岛素的缺乏，使葡萄糖转化为脂肪而贮存的量减少，常有高胆固醇血症和高脂血症，均为诱发心血管并发症的重要因素。第三，蛋白质代谢的紊乱。主要是蛋白质的分解代谢亢进，故呈负氮平衡。成酮氨基酸增多，则使血中酮体增多。第四，水及电解质代谢的紊乱。主要表现为因多尿而使钠、钾、氯、钙等排泄增多，引起失水及失盐。

（2）血糖的恒定及其调节

正常人的血糖含量相对稳定，空腹静脉血糖为 3.9 ~ 6.4 毫摩尔/升。饭后血糖可升至 8.9 ~ 10 毫摩尔/升。血糖恒定的意义在于能正常地向各种组织（尤其是脑组织）输送葡萄糖，以氧化供能，同时又不至于过低或过高而对各个组织器官产生不良影响。

正常人的血糖之所以能保持恒定，是由于神经、激素对肝肾的调节作用，而以激素的调节作用为主。降血糖的激素只有胰岛素，而胰升糖素、肾上腺素、生长激素、甲状腺素等均使血糖升高。大多数糖尿病的发生与缺乏胰岛素有关。

胰岛素稳定血糖主要有两条途径：一条是增加血糖的去路，促使葡萄糖进入细胞内，进行氧化分解或合成糖原，转变为其他物质；二是减少血糖的来源，抑制肝糖原的分解及异生，降低血糖。

胰升糖素促进肝糖原分解并促进糖异生，升高血糖。肾上腺素使肝糖原、肌糖原分解加速，这种高血糖作用比胰升糖素弱，受精神—神经作用较明显。肾上腺皮质激素能促进糖异生并抑制组织中的糖氧化，使血糖升高。生长激素的作用主要是对抗胰岛素，抑制葡萄糖进入细胞及其在细胞内的氧化利用。甲状腺素既促进糖原分解，使血糖降低，又促进葡萄糖的吸收、肝糖原的分解及糖异生，使血糖升高。后者作用较强，总的作用是升高血糖。

肝脏是血糖的"储蓄所"，当血糖升高时，较多的糖立即进入肝细胞，储存糖原；一旦血糖降低，肝糖原分解，非糖物质也通过糖异生来补充血糖。

肾脏是血糖的"堤坝"，血糖高于 10 毫摩尔/升时，超过了肾

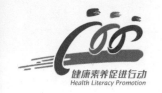

脏回收的警戒线时，糖就会从尿中排出，出现尿糖，这就是所谓的肾糖阈。

（3）影响胰岛素分泌的因素

正常成人每天大约分泌 55 单位的胰岛素。影响胰岛素分泌的因素主要有葡萄糖、氨基酸、激素和药物等。

葡萄糖是刺激胰岛素分泌的主要因素。当血糖在 3.9～16.7 毫摩尔/升范围内时，随着血糖的升高，胰岛素的分泌也增多。葡萄糖不仅促使胰岛 β 细胞把储存含有胰岛素的 β 颗粒释放出来，还促进合成胰岛素。因此，医学临床上诊断糖尿病所应用的葡萄糖耐量试验，就是口服和静脉注射大量葡萄糖，以了解胰岛 β 细胞的分泌功能是否正常。这种方法是诊断早期糖尿病较为实用的方法。因此，对早期轻型患者的治疗应采取控制饮食，限制糖的摄入，减少糖对 β 细胞的刺激，从而使胰岛 β 细胞得以休养生息，逐步休息分泌功能。

含有蛋白质或氨基酸的食物也可刺激胰岛素的分泌。不同氨基酸的作用强度各异，以精氨酸和亮氨酸的作用最强。有的婴幼儿食用含亮氨酸的牛奶和鸡蛋后，常使胰岛素分泌明显增强，造成自发性低血糖症。

常用的口服降糖药，如甲苯磺丁脲、格列本脲和咖啡因、茶碱等药物都能促进胰岛素分泌。但是，噻嗪类利尿剂及苯妥英钠等具有抑制胰岛素分泌的作用，糖尿患者要慎用。

（4）胰岛素的代谢及其影响因素

胰岛素主要分布在肾、骨骼肌和肝脏之中，三者之和约占全身胰岛素总量的一半以上。胰岛素由 β 细胞分泌以后，经门静脉进入肝脏，然后再经肝静脉进入大循环，被运往全身各组织。肝脏可调节胰岛素进入体内大循环的数量。胰岛素在机体各组织中均可灭活，主要在肝、肾、肌肉内灭活，少量也随尿排出。

影响胰岛素代谢的因素有肝、肾疾病和糖尿病，其他如激素、食物、运动、妊娠等都可以影响胰岛素的代谢。

各种肝脏疾病都会不同程度地使肝脏血流量减少，降低肝功能，因而进入肝内的胰岛素减少，肝脏对胰岛素的灭活功能也相应减退。同时肝脏本身利用糖的能力降低，而糖代谢的改变又会反过来影响胰岛素的分泌与合成。因此，肝脏疾病会多方面影响胰岛素的代谢。

接受胰岛素治疗的患者，由于其体内存在着胰岛素抗体，它能与胰岛素结合，从而抑制了胰岛素的分解，即灭活速度减慢。

由于肾脏疾病的种类不同，肾血流量减少程度不同，因此，对胰岛素代谢的影响也不同。

食物中若缺乏蛋白质、泛酸、核黄素等，会导致胰岛素酶活力低下。而高糖饮食可增强胰岛素酶的活性，促进胰岛素的代谢。

妊娠时由于胎盘组织参与分解胰岛素，因此，妊娠时胰岛素的分解也会加快。

（5）糖尿病与心身医学

情绪活动可以影响胰岛素的分泌。人处于紧张焦虑状态时，对抗胰岛素的激素如肾上腺素、肾上腺皮质激素等增多，血糖升高。人在感到孤独、绝望或忧郁时，有时会出现尿糖，以致胰岛素的需要量增加。反之，当生活情境和情绪冲突消失，糖尿患者生活过于平淡安逸时，有时会伴发低血糖反应，糖尿减轻，以致胰岛素的需要量减少。

医学临床与实验的观察结果可以肯定心理社会因素和情绪反应

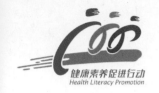

对糖尿病有重要影响。糖尿患者一旦知道自己患有糖尿病时，都会出现不同程度的焦虑和忧郁情绪。患者发生酸中毒和昏迷常与情绪障碍有关。在疲劳、焦急、沮丧或激动时，躯体对胰岛素的需要增加，结果使糖尿病症状加重，甚至发生昏迷。糖尿病可以引起心理障碍，心理障碍又可与糖尿病同时出现，或在康复过程中出现，使康复延缓或促使病情复发。有时即使身体疾病的原发病因已消除，心理障碍仍可能导致躯体疾病的复发。

因此，糖尿患者除了控制饮食和使用药物外，还必须调整心理平衡，消除心理社会紧张刺激因素，促进疾病的康复。

（6）引起糖尿病的病因

目前，引起糖尿病的病因尚不太明了。但从医学临床流行病学、遗传学、免疫学、病毒学、病理学、内分泌代谢病学等多方面综合研究，已知与下列诸因素有密切关系：

①遗传因素：据医学临床观察和资料表明，糖尿病的家族聚集现象较为明显，国内报道，家庭糖尿病史者约占10%以下，国外报道，有高达40%者。夫妻二人均有糖尿病患者，子女至少有1/4的概率会发生糖尿病。美国匹兹堡儿童医院1280名患者中，胰岛素依赖型糖尿病的患儿占2.6%，非胰岛素依赖型糖尿病的占2.4%。此外，单卵双胞胎，如果其中一个患糖尿病，另一个患糖尿病的可能性几乎达100%。由上述研究可见，在糖尿病的发病过程中有遗传因素的参与。遗传因素在糖尿病的发病中有一定的影响，但仅是一个环节，而环境因素也起着重要的作用。

②病毒感染：幼年型糖尿病的发病与病毒感染有显著关系，可能是由于柯萨奇病毒引起胰岛的损坏。成年型糖尿病，一般病毒感染本身不会诱发糖尿病，只会使隐性糖尿病外显，使化学性糖尿病

转化为临床糖尿病。近年来由于生活条件改善，人们身体素质提高，感染发生率比以前显著减低，但成年型糖尿病反而增加。医学临床上常见在胰岛素依赖性糖尿病发病的同时，伴有流行性腮腺炎、风疹、巨细胞病毒感染、流行性感冒、脑炎和小儿麻痹症等病毒感染性疾病。糖尿病的发病季节以夏末、秋初及冬季为主，与柯萨奇病毒感染的盛行季节相符。此外，某些地区在病毒感染流行后糖尿病发病率显著提高，并且患者血清抗柯萨奇病毒抗体效果持续升高。病毒感染可能直接或间接损伤胰岛组织。1979 年，美国医学杂志报道，一名 10 岁男孩在发生流行性感冒症状后的第二天就出现严重的糖尿病症状，并且很快发展到酮症酸中毒昏迷，10 天后终因不治而死。尸体解剖发现，胰岛 β 细胞坏死，并从中分离出柯萨奇病毒。再将这种病毒接种到小白鼠身上，引起了同样的胰岛损害。

③自身免疫：自身免疫性疾病的一个主要特征，就是患者常常会产生一种物质，它能对抗、损坏自身的某一器官，这种物质叫作自身抗体。

糖尿病患者或某家属常伴有自身免疫性疾病，例如，恶性贫血、甲状腺功能亢进症、桥本氏甲状腺炎、原发性甲状腺功能减退症、原发性甲状旁腺功能减退症、原发性肾上腺皮质功能减退症、重症肌无力等。在幼年型糖尿病患者中，往往可以查到对抗胰岛的抗体，它可以破坏胰岛，引起糖尿病。在糖尿病的发病机理中，自身免疫反应均已有较明确的证据，但引起免疫反应的始动原因（是否为病毒）或尚有其他因素，目前尚未明确，与遗传因素的关系也待进一步明确。

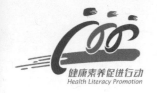
（7）糖尿病的诱发因素

　　糖尿病需要有内在基因或外在环境的因素诱发才能发病。但是，致病的因素是多种多样的，带有糖尿病遗传因素者，内因和外因起着不同的作用。以前认为幼年型糖尿病是由内在基因内因决定的，老年型糖尿病是外因环境因素决定的。但近年医学研究结果表明，基因因素在成年型糖尿病中起的作用比幼年型糖尿病更为重要。而幼年型则与感染及自身免疫关系更为密切，使患者发病早，且很急。下面列举的有关可能的诱发因素，多数与成年型糖尿病有关。

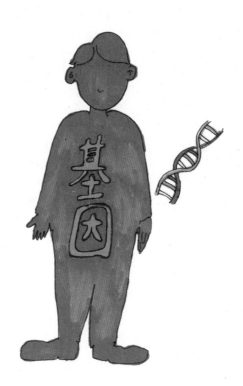

①肥胖：肥胖是糖尿病的最重要的诱发因素之一。据国内报道，发病年龄在 40 岁以上者约有 2/3 的患者于发病前体重超过标准的 10%，在女性患者中更为显著。成年型糖尿病患者常先有肥胖，患病后体重可减轻，但多数患者仍较正常。医学临床常见一些中老年肥胖者患病后，随着体重增加而病情加重，当体重减轻时则病情减轻，说明肥胖与糖尿有密切的关系。

有人对肥胖病随治多年，研究糖尿病发病的变化，发现正常体重超过 10% 者，其糖尿病的发病率为正常体重人的 1.5 倍；超过 20% 者为 3.2 倍；超过 25% 者为 3.8 倍。并且 45 岁以上胖人糖尿病患者死亡率，比正常体重糖尿病患者高 6 倍，比瘦人糖尿病患者高 20 倍。

肥胖成为世界性难题，我国大城市的成年人大部分都超重。这是 2009 年 6 月 17 日在北京召开的一次研讨会的结论。

②食物：糖尿病也可以说是一种"文明病""富贵病"，在食物丰富的国家和民族中，糖尿病是多发的一种疾病。医学研究结果表明，摄取总热量与脂肪量的多少，与糖尿病的发病有一定关系，摄取脂肪量越多，糖尿病的发病率越高。

随着我国人民生活水平的逐年提高，营养状况发生了很大的变化。上海地区的调查表明，1992 年人均粮食用量由 1982 年的 500 克/日减至 388 克/日，而动物类食物却增加了 3 倍，油脂类食物增加了 1.5 倍；如果与 1959 年相比，分别增加 3.7 倍和 6 倍。

饮食中的碳水化合物主要为精制的面粉及精制蔗糖，则糖尿病的发病率将增高，而未精制的碳水化合物对体内糖代谢有保护作用。用物精制后其中的蛋白质、微量元素及某些维生素有所丢失，而某些微量元素如锌、镁、铬对胰岛细胞功能、胰岛素生物合成及

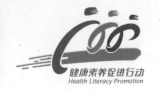
体内能量代谢都十分重要。动物试验也表明，微量元素缺乏可引起糖尿病。

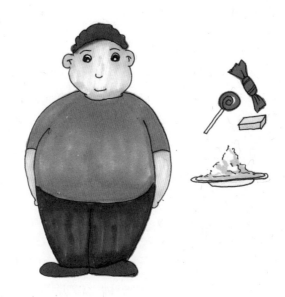

③妊娠及绝经期：有人发现妊娠次数与糖尿病发生有关。认为妊娠是糖尿病的激发因素，多次妊娠可使具有糖尿病遗传基因的人被激发而引起糖尿病。绝经期的女性如果有糖尿病遗传基因，也可使糖尿病外显。

④其他：农民糖尿病发生率比城市居民明显低。由于城乡生活差别较大，城市发病率高的原因不只是因为城市居民体力劳动少，但从体力活动可防止肥胖这个角度看，则对减少糖尿病的发生是有显著意义的。

此外，化学毒物也可引起糖尿病，用氧口嘧啶、链脲佐菌素等化学物注入动物体内能引起糖尿病。其机理是 β 细胞破坏所致，胰岛素分泌过少而引起急性糖尿病。

(8) 临床寻因

① I 型糖尿病病因: I 型糖尿病患者的胰岛 β 细胞绝大部分被破坏,任何刺激胰岛素分泌的因素均不能使胰岛 β 细胞合成与分泌胰岛素,造成胰岛素绝对缺乏。患者血糖水平高于正常,易发生酮症酸中毒。这类糖尿病可发生于任何年龄,以儿童及青少年多见。急性起病者临床上往往有典型的"三多一少"症状。缓慢起病者临床上"三多一少"症状不典型。

I 型糖尿病的病原学由两部分组成: 遗传因素和环境因素。以易感人群为背景的病毒感染和化学物质所致的胰岛 β 细胞自身免疫性炎症,导致 β 细胞破坏和功能损害及胰岛素分泌缺乏。在遗传因素和环境因素中,两者所占比例的不同,是遗传因素和有关环境因素在具体患者中共同作用的结果。

遗传因素: 遗传为多基因性,至今已发现 12 个 I 型糖尿病的易感基因。

环境因素: 环境因素涉及面较广,有物理性、化学性和生物性,其中主要有病毒感染、营养食品和化学毒品等,可以直接或间接破坏胰岛 β 细胞,使胰岛素分泌严重缺乏。

自身免疫: I 型糖尿病是自身免疫性内分泌病,是一种发生于胰岛细胞的器官特异性自身免疫性疾病。医学研究证明,很大一部分 I 型糖尿病是由于 T 细胞参与的细胞免疫加上 β 细胞表达的自身抗原相互作用,通过攻击 β 细胞自身的抗原－抗体反应而大量破坏 β 细胞所致。另外,缺乏母乳喂养、食入过多牛奶与 I 型糖尿病的发病率增高有关,原因是认为牛奶蛋白可激发 I 型糖尿病患者的免疫反应而致病。

人类染色体上的基因缺陷决定了 I 型糖尿病的遗传易感性,易

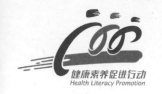
感的人对环境因素，特别是病毒感染或化学毒性物质刺激的反应不正常，直接或间接通过自身免疫反应引起胰岛 β 细胞破坏，以致胰岛素分泌不足，形成了Ⅰ型糖尿病。

②Ⅱ型糖尿病病因：Ⅱ型糖尿病患者胰岛 β 细胞可以分泌一定量的胰岛素，但分泌的胰岛素量不足以维持正常代谢的需要，或者是胰岛素作用的靶细胞上胰岛素受体及受体后的缺陷产生胰岛素抵抗，使胰岛素在靶细胞上不能发挥正常的生理作用。Ⅱ型糖尿病有明显的遗传倾向，并受到多种环境因素的影响，其发病与胰岛素抵抗和胰岛素分泌的相对缺乏有关，两者均呈不均一性。其病因有以下几种：

遗传：Ⅱ型糖尿病有家族发病倾向，如果双亲之一为Ⅱ型糖尿病，其子女发病风险率为40%；双亲均为Ⅱ型糖尿病，子女发病风险率可达70%。而家系传递中有明显的母亲效应，也就是Ⅱ型糖尿病患者的双亲中，母方为患者比父方为患者多见，一般在1倍左右。

环境因素：通常认为环境因素存在于具有Ⅱ型糖尿病遗传易感性的个体中。肥胖能促使Ⅱ型糖尿病发生。肥胖导致的Ⅱ型糖尿病患者减重后，临床糖尿病可减轻甚至恢复"正常"。肥胖导致的Ⅱ型糖尿病患者中有遗传的因素参与。胰岛素抵抗和 β 细胞分泌缺陷是Ⅱ型糖尿病发病机制的两个主要环节。

胰岛素抵抗：胰岛素抵抗是胰岛素分泌量在正常水平时，刺激靶细胞摄取和利用葡萄糖的生理效应正常进行时，需要超常量的胰岛素。在肥胖的Ⅱ型糖尿病患者中可发现脂肪细胞上的胰岛素受体的数量及亲和力降低，为了使代谢紊乱得到控制，胰岛 β 细胞代偿性增加分泌，出现高胰岛素血症，血液胰岛素浓度升高，通过调节使受体数量减少，胰岛素抵抗更趋严重，胰岛 β 细胞功能逐渐衰退，血浆胰岛素水平开始下降。胰岛素抵抗在 Ⅱ 型糖尿病的发病机制中占显要地位。

淀粉样变：Ⅱ 型糖尿病胰岛的内分泌细胞与微血管之间有淀粉样变，这种淀粉样沉积侵入到胰岛 β 细胞的浆膜内，从而影响 β 细胞合成与分泌胰岛素。

Ⅱ 型糖尿病是一种多基因异质性加环境因素引发疾病，其特征为胰岛素抵抗、胰岛素分泌不足和肝糖原输出增多。

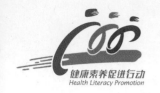
5 糖尿病的临床表现、诊断及检查有哪些

（1）临床表现

典型的糖尿病症状是"三多一少"，以Ⅰ型糖尿病患者表现明显，Ⅱ型糖尿病患者症状不典型，更多的是呈隐匿状态或以并发症为首要表现。

①多饮：由于患者血糖高导致细胞内脱水，刺激口渴中枢出现渴感，故饮水多，每日可达 4000 ~ 6000 毫升。

②多尿：每日总尿量可达 4000 ~ 6000 毫升，24 小时尿糖排出达 50 ~ 100 克，严重时达 600 克以上。

③多食：因糖分丢失多，机体内处于半饥饿状态，导致食欲亢进。

④消瘦、乏力：因身体不能充分利用葡萄糖，使脂肪和蛋白质分解加强。身体出现严重消耗，导致体重下降、乏力、精神萎靡。

⑤反复感染：可见尿路、皮肤、肺部、胆道等的反复感染。

⑥顽固性腹泻、便秘，或腹泻、便秘交替出现。

⑦不明原因皮肤瘙痒：女性外阴瘙痒，男性龟头炎等。

⑧四肢末梢神经麻木、疼痛，感觉障碍等。

⑨过早出现视力下降、白内障或眼底出血等。

⑩动脉硬化表现：高血压、冠心病、脑损害等。

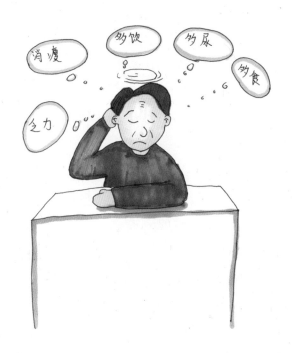

（2）诊断

1999 年，世界卫生组织专家委员会公布糖尿病的诊断标准：糖尿病诊断是基于空腹、任意时间或口服葡萄糖耐量试验中 2 小时血糖值（餐后 2 小时血糖）。空腹指 8～10 小时内无任何热量摄入。一日内任何时间，无论上一次进餐时间及食物摄入量。口服葡萄糖耐量试验采用 75 克无水葡萄糖。糖尿病症状指多尿、烦渴多饮和难以解释的体重减轻。空腹血糖 3.9～6.1 毫摩尔/升为正常；6.1～6.9 毫摩尔/升为空腹血糖调节受损。

2003 年 11 月，国际糖尿病专家委员会建议将空腹血糖调节受

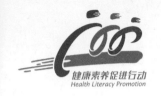

损的界限值修订为 5.6 ~ 6.9 毫摩尔/升；≥7.0 毫摩尔/升应考虑糖尿病。口服葡萄糖耐量试验餐后 2 小时血糖 < 7.7 毫摩尔/升（139毫克/分升）为正常糖耐量；7.8 ~ 11.0 毫摩尔/升为糖耐量减低（IGT）；≥11.1 毫摩尔/升应考虑糖尿病。

糖尿病的诊断标准为：糖尿病症状加任意时间血浆葡萄糖 ≥11.1 毫摩尔/升或空腹血糖≥7.0 毫摩尔/升，或口服葡萄糖耐量试验餐后 2 小时血糖≥11.1 毫摩尔/升。

我国糖尿病学会也采纳了世界卫生组织的诊断标准。

（3）辅助检查

①血糖测定：血糖测定是诊断糖尿病的最主要依据。正常人空腹血糖浓度相当恒定，维持在 3.9 ~ 6.0 毫摩尔/升。对一般门诊病人可测早晨空腹和早餐后 2 小时血糖，对于 II 型糖尿病稳定期患者，3 ~ 7 日重复检查，血糖控制正常者可 15 ~ 30 天检查，美国糖尿病协会建议 I 型糖尿病一日测血糖 3 ~ 7 次，如果病情稳定也可以同上监测。

②口服葡萄糖耐量试验：口服葡萄糖耐量试验适用于筛查糖尿病和糖耐量减低，使用对象是可疑的糖尿病或有并发症的糖尿病患者、妊娠糖尿病、继发性糖尿病患者以及明确肾病糖尿病患者。检查方法：口服一定量（成人 75 克无水葡萄糖）的葡萄糖后，间隔一定时间测定血糖，视血糖上升及下降速度及各时间血糖水平，以观察机体对葡萄糖的利用和耐受情况（血糖已明显升高者不用葡萄糖，可用 100 克面粉做成的馒头替代）。试验前禁食 8 小时以上，试验中禁止吸烟、饮酒、喝茶等。影响糖耐量的因素甚多，如消化道功能紊乱、体力活动、妊娠、月经周期以及各种药物（如巴比妥、单胺氧化酶抑制，避孕药等）均可影响本试验。在发热、感染

等应激状况者，不应做本试验。对已确诊的糖尿病，本试验用于评价 β 细胞器官功能状况及外周胰岛素抵抗程度。

空腹血糖受损和糖耐量减低，虽然还没有达到糖尿病的诊断标准，但是已经属于有一定程度的代谢异常，需对患者进行长期随访，密切观察血糖的变化。

③糖化血红蛋白（GHbA$_{1C}$）测定：糖化血红蛋白是葡萄糖或其他糖与血红蛋白的氨基发生反应的产物，是一种不需要酶参与的直接反应，也是糖和氨基酸直接起反应的一种重要化学反应，称为蛋白糖化或非酶性蛋白糖化。其正常范围为 3.6%～6.8%。GH·bA$_{1C}$可作为糖尿病患者长期代谢控制的评价指标，可以很好地反映测定前 2～3 个月期间患者血糖浓度的总体情况，反映前一段时间血糖的平均浓度，因此，对指导治疗和判断疗效具有重要的实际意义。

糖尿病伴有并发症者 GHbA$_{1C}$ 明显高于无并发症者（GHbA$_{1C}$ >7% 为增高）。GHbA$_{1C}$ 值超出正常高限，每增加 1% 可使视网膜病变危险性增加 33%，持续时间愈长，危险性愈大。

糖尿病患者代谢控制愈差、血糖水平愈高者，GHbA$_{1C}$ 也愈高，两者呈正相关。当 GHbA$_{1C}$ 低于 6% 时，糖尿病和视网膜病变发生率为零；当 GHbA$_{1C}$ 在 6%～7.9% 时，视网膜病变发生率为 13.5%；而当 GHbA$_{1C}$ 高于 8% 时，则发生率达 43%。Ⅰ型糖尿病患者一年测 4 次，Ⅱ型糖尿病患者一年测 2 次。如果治疗方案有明显改变者，可酌情增加。

④尿糖测定：尿中有糖，是区别糖尿病与不含糖尿的其他多饮多尿病症的主要依据，但尿糖阳性也并非均是糖尿病。尿液常规分析和特殊检查对判断疾病及其发展、随访和观察效果有一定的参考

意义。尿液常规主要是检查尿糖、尿酮、尿蛋白质。

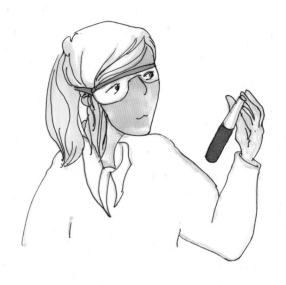

　　尿糖测定通常可作为判断血糖水平的一个指标，血糖愈高，尿糖愈多，但是不能反映即测血糖水平，检查前先排空晨尿，然后30分钟后留取尿液，有利于更好地明确尿糖水平。

　　尿酮阳性见于Ⅰ型糖尿病、糖尿病酮症酸中毒、Ⅱ型糖尿病处于感染、应激、创伤手术等原因。另外，尿酮阳性也见于长期饥饿、妊娠哺乳、高脂肪饮食、乙醇中毒、发热等。结合尿糖，可反映病情的严重性。

　　为了早期明确糖尿病肾病，目前可以检查随意尿或晨尿尿微量白蛋白，定量检查24小时尿白蛋白。一次检查尿白蛋白量有时难以确定糖尿病肾病的诊断，需要3～6日内重复3次，从而判定其性质。

　　⑤血脂检查：血脂异常为代谢综合征的一个重要组成部分。血脂检查应包括三酰甘油（甘油三酯）、高密度脂蛋白、低密度脂蛋

白及各种载脂蛋白。检查前需空腹。Ⅱ型糖尿病患者血脂异常的发生率明显高于非糖尿病患者，Ⅱ型糖尿病患者血清胆固醇、低密度脂蛋白胆固醇增高，高密度脂蛋白胆固醇降低，与大血管病变的发生一致。所以，糖尿病患者应定期检查血脂，如血脂异常时应积极治疗。国内诊断高脂血症的标准见表1。

表1　国内高脂血症诊断标准

	北京		上海	
	毫摩尔/升	毫克/分升	毫摩尔/升	毫克/分升
高胆固醇血症	>6.58	>250	>5.689	>2200
高三酰甘油血症	>2.589	>200	>1.086	>160
低高密度脂蛋白血症	<0.905	<35	<0.905	<35

⑥胰岛 β 细胞功能：

胰岛素测定：采用放射免疫法测定空腹胰岛素值，Ⅰ型患者低于正常水平，Ⅱ型患者可正常或高于正常，病程长者亦可低于正常。

胰岛素释放试验：可以较准确地判断胰岛功能。Ⅰ型患者不但空腹胰岛素水平低，进食糖后胰岛素水平也不随血糖升高而上升，甚至不能测得。Ⅱ型患者进食糖刺激后其胰岛素水平亦升高，呈过高反应，或高峰延迟，在2~3小时出现。

血清C肽测定：C肽正常值为0.3~0.6微摩尔/毫升。C肽测定意义与胰岛素测定意义相同，主要用于使用胰岛素治疗的糖尿病患者，可判断其胰岛功能。

⑦糖尿病自身免疫抗体检测：常用的自身抗体主要有胰岛细胞抗体（ICA）、胰岛素自身抗体（IAA）、谷氨酸脱酶抗体（GADA）等。通过测定自身免疫抗体，可以明确病因，有利于治疗。在Ⅰ型

糖尿病患者中可查到 ICA 及其他胰岛素 β 细胞自身抗体，尤其在新近发生的 I 型糖尿病患者及其处于亚临床期的患者家庭中，在貌似 II 型糖尿病尤其消瘦型糖尿病病人中也可查到。在所谓 II 型糖尿病病人中大约有 10% 左右可有胰岛素自身抗体阳性突变为 I 型糖尿病。建议青年发病的、消瘦体型的糖尿病病人均应做此项检查。正常人之间糖尿病自身免疫抗体检测均为阴性。

⑧糖尿病其他的检查：

神经病变的电生理检查：有肌电图、神经传导速度、体感诱发电位检查等，可以提供神经系统损害的客观依据，发现亚临床疾病，利于早期诊断。

外周血管超声检查：二维超声可以显示外周血管病变的部位、范围、管壁结构、管腔有无狭窄或闭塞。彩色多普勒超声，可获得血运方向、血流速度、血流性质等信息，有助于糖尿病外周血管病变的诊断。

（4）糖尿病可疑信号

随着对糖尿病研究的进一步深化，典型症状的糖尿病病人容易确诊。但对一些比较特殊的病人，由于症状不够典型，往往容易误诊，他们当中有的人可能体内早已缺乏胰岛素，血糖浓度高，但没有明显的症状。有的人心血管、肾脏并发症甚至先于"三多一少"症状。因此，对这些病人应高度注意，一旦发现下列可疑信号，就应继续追踪下去。

①有糖尿病家族史者：由于糖尿病是一种与遗传有关的疾病，直系亲属中有糖尿病患者的人，患病的可能性较大，因此，一旦有这些情况，应进一步检查确诊。

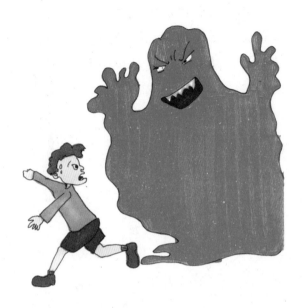

　　②分娩过巨大胎儿的女性：糖尿病女性患者在糖尿病未控制好的情况下怀孕，会使胎儿体重超过正常。过大胎儿常提示母亲有糖尿病的可能，只不过不明显而已。

　　③不明原因的多次流产或胎死宫内：糖尿病可以引起微血管病变，影响胎儿的成长发育，常使孕妇流产或死胎。

　　④明显肥胖并进食后 2~3 小时有心慌、出汗、手抖和乏力、饥饿等低血糖症状者：低血糖反应是肥胖糖尿病的早期表现。

　　⑤其他：皮肤瘙痒，尤其是女性外阴瘙痒，也是糖尿病的信号之一。此外，皮肤疖肿、痈等化脓性感染经久不愈，尤其是冬天出现皮肤疖肿者，更要注意。肺结核进展迅速，抗结核治疗效果不佳；手足末端发麻或感觉过敏；排尿不净甚至尿潴留；下肢脉管炎、溃疡或坏疽；年龄较轻即有白内障，视力明显减退；浮肿，蛋白质持续阳性，甚至发生尿毒症；冠心病、无痛性心肌梗死等都是

糖尿病的可疑信号。其中有些症状是糖尿病的慢性并发症，以这些并发症为首发表现的糖尿病患者在临床工作中并不少见，因此，不可忽视这些可疑信号，防止误诊，延误诊治。

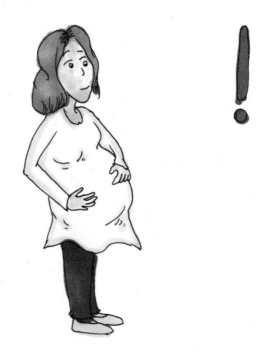

（5）糖尿病的鉴别诊断

①肾性糖尿：大多因为肾脏重吸收功能低下所致，如肾病综合征、慢性肾炎、新生儿糖尿病等。但这种情况不多见，妊娠期可见肾小球滤过增加而出现糖尿，但须与原有糖尿病患者在妊娠期加重相鉴别。

②饭后糖尿：因糖类在胃肠道吸收过速，如胃空腹吻合术后、甲亢、自主神经功能紊乱、严重肝病等。进食后出现暂时性高血糖和糖尿。口服糖耐量试验空腹血糖正常，30～60分钟血糖超过正

常，但2～3小时血糖正常或低于正常。除肝病外，静脉注射糖耐量试验正常。

③应激性糖尿：在发生颅脑外伤、脑血管意外、急性心肌梗死等疾病时，可出现暂时性的高血糖和糖尿。

④继发性糖尿病：胰腺炎、胰腺癌、胰切除术后等胰腺病变，可发生继发性糖尿病。可从病史和临床表现上鉴别。

⑤药物：某些药物可影响葡萄糖耐量，故应在试验前停药3～7天，甚至一个月以上。升高血糖的药物有：促肾上腺皮质激素、醛固酮、生长激素、咖啡因、儿茶酚胺、可的松、呋塞米、胰升糖素、吲哚美辛、异烟肼、尼古丁、女性口服避孕药、酚妥拉明、噻嗪类利尿剂、苯妥英钠等。降低血糖的药物有：乙醇、甲巯咪唑、普萘洛尔、水杨酸盐、碘脲类药等。

⑥其他：慢性疾病长期体力活动减少或卧床休息者会使糖耐量降低，但空腹血糖一般正常。饥饿及营养不良者体内组织利用葡萄糖的能力减弱，胰岛素分泌减少，会使糖耐量降低，偶有糖尿。

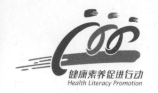

6 糖尿病的并发症有哪些

（1）糖尿病急性并发症

糖尿病酮症酸中毒、糖尿病高渗性昏迷、糖尿病乳酸性酸中毒及糖尿病低血糖反应都属于糖尿病急性并发症。这4种并发症来势迅猛，病情凶险，容易导致病人死亡，因此，需要及时抢救的糖尿病急症。

①糖尿病酮症酸中毒：当碳水化合物（即主食）供应人体不足，或血糖从体内丢失过多造成体内糖代谢紊乱，脂肪分解加速，酮体生成增多超过利用时，酮体在体内积聚，血酮超过2毫摩/升以上时，称为酮血症。此时，尿中可测到酮，其临床上称为酮症。

酮体是一种酸性物质，当血酮体浓度继续升高，造成代谢性酸中毒时称为酮症酸中毒，此时，血酮体常在5毫摩尔/升以上，尿酮呈强阳性反应。当酮症酸中毒进一步恶化，使中枢神经处于抑制状态时，称为酮症酸中毒昏迷。引起酮症酸中毒的诱因主要有：

胰岛素严重不足：Ⅰ型糖尿病患者胰岛素用量不足或中断治疗，Ⅱ型糖尿病患者病情较重或未控制或对胰岛素产生抵抗。

应激状态：Ⅰ型或Ⅱ型糖尿病处于应激状态，如手术、外伤、灼伤、骨折、急性心肌梗死、脑血管意外、严重精神刺激、妊娠及分娩等。

感染：最常见的感染有上呼吸道感染、肺部感染、化脓性皮肤感染、口腔感染、胃肠道感染、急性泌尿系统感染等。

饮食不合理：吃高糖或高脂肪的食物过量，或过于限制主食，或饥饿、禁食等。

其他：继发性糖尿病伴有应激反应，或采用糖皮质激素治疗等加速脂肪分解。

糖尿病患者出现上述各种原因，就应该到医院进行检查，及时做出诊断，并给予相应治疗，使酮症的中毒得到纠正。

②糖尿病高渗性昏迷：糖尿病高渗性昏迷又称高渗性非酮症性糖尿病昏迷。由于并非所有患者都产生昏迷，近年来有人将本症称为糖尿病非酮症高渗综合征。它是以严重高血糖、高血浆渗透压、严重脱水、无明显酮症、伴有不同程度神经系统障碍或昏迷为主的一组临床综合征。

引起本病的主要诱因是：

感染：在诸多因素中，感染是最主要的因素。感染导致升糖激素水平上升，导致各种代谢紊乱。

药物：皮质激素类、苯妥英钠和噻嗪类药物，以及没有明确诊断的糖尿病的病人而用葡萄糖溶液治疗，都可引起本病。其他如腹泻、烧伤、输液反应、肾功能障碍和透析治疗等也可诱发本病。

内分泌疾病：如甲状腺功能亢进、尿崩症、肢端肥大症等。手术前后及葡萄糖输入治疗亦可诱发本病。医学临床表现，通常本病患者年龄较大，追问病史往往已有糖尿病症状，如多尿、烦渴、厌

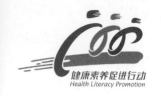

食、体重下降和疲劳等，近期又有感染及心脑血管病史，并出现神经精神症状，如表情迟钝、嗜睡等抑制症状，逐渐加重至昏迷。从体表特征看患者，有皮肤黏膜极度干燥，眼球下陷等表现，出现上述症状及体征时，要及时送患者到医院进行检查、诊断及治疗。

③乳酸性酸中毒：由于各种原因使血中乳酸堆积而导致的酸中毒，称为乳酸性酸中毒。糖尿病患者发生乳酸中毒，称为糖尿病乳酸性酸中毒。患者可出现恶心、呕吐、腹痛、昏睡、呼吸急促、休克等，甚至昏迷。以发病急、变化快、易休克、易昏迷为临床特点，其死亡率高，是糖尿病的严重急性并发症之一。它的诱因有以下几方面：

不恰当地应用双胍类口服降糖药，尤其是苯乙双胍，可增加外周组织无氧酸解，容易导致乳酸性酸中毒。

老年糖尿病患者多伴有大、小血管病变，血液灌注不足，组织缺氧，使乳酸增多。

饥饿、过量饮酒亦可使乳酸增多而诱发本病。

严重感染、创伤、过敏性休克、二氧化碳中毒、心源性休克、脱水等原因，也可引起乳酸性酸中毒。出现上述情况，要及时送患者到医院进行抢救。

④糖尿病低血糖反应：正常人的空腹血糖水平为 3.9 ~ 6.1 毫摩/升。但是，当多种原因引起血糖低于一定的幅度（一般为 2.75 毫摩/升）时，正常人则也可出现心悸、多汗、手抖、烦躁、抽搐反应。而糖尿病患者由于各种原因，在日常生活中也经常发生低血糖反应。常见的原因有以下几种：

胰岛素的作用：利用胰岛素来治疗的糖尿病患者，若胰岛素的用量掌握不好，用量过大，或长短效药物混合后比例不精确，或注射部位不正确，会导致药物吸收不好；有的是注射后没有按时进餐；有的是将胰岛素注射到小静脉中而引起吸收过快。这些都会出现低血糖反应。

口服降糖药：口服降糖药以磺脲类药引起低血糖反应比较多见，如消渴丸、格列苯脲、格列齐特、达美康等，尤其是这类药物再与阿司匹林、普萘洛尔、磺胺类等药物同时服用，均可加强降糖作用而引起低血糖。

糖尿病性肾病及慢性肾功能不全者，由于体内降糖药潴留时间延长，而增加低血糖的发生概率。

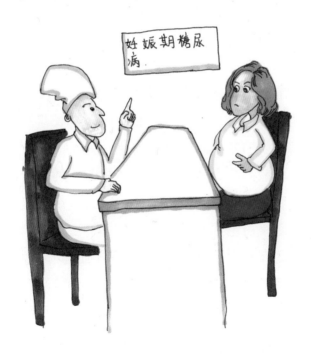

糖尿病患者妊娠早期或刚分娩后数小时内，易发生低血糖。血糖是脑细胞能量的主要来源，因此，脑组织对低血糖十分敏感。多次反复的低血糖就会使脑组织的摄氧能力显著减弱，缺氧加重，损

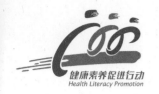

害神经系统，严重时迅速出现脑功能失调，最终导致脑组织的不可逆损害，如反应迟钝，甚至痴呆等。还会留下后遗症，有的糖尿病患者甚至导致低血糖昏迷，最后死亡。有的老年患者心脏供能、供氧受到障碍而产生心律失常，常见的有心房纤颤、窦性期前收缩，甚至急性心肌梗死。因此，当出现低血糖反应时，应及时喝糖水或吃糖块，严重者应立即送医院抢救。

（2）糖尿病慢性并发症

糖尿病的慢性并发症，是影响糖尿病病人生活、工作能力及预后的主要敌人，主要慢性并发症有糖尿病视网膜病变、糖尿病肾病、糖尿病神经病变、糖尿病足及糖尿病合并心血管疾病等。

①糖尿病视网膜病变：糖尿病视网膜病变是引起糖尿病患者视力损害及失明的主要原因。糖尿病视网膜病变的发生、发展过程及病变的严重程度，与糖尿病的血糖控制水平及病理改变密切相关。血糖控制越差，眼底恶化程度越严重。病程越长，发生率越高。糖尿病视网膜病变为糖尿病的特异性改变，医学临床分为以下六期：

Ⅰ期：眼底散有数个微血管瘤或合并小出血点。

Ⅱ期：眼底有黄白色"硬性渗出斑"并有出血斑。

Ⅲ期：眼底有白色"软性渗出斑"并有出血斑。

Ⅳ期：眼底有新生血管或合并玻璃体出血。

Ⅴ期：眼底有新生血管和纤维增殖。

Ⅵ期：眼底有新生血管和纤维增殖并发现视网膜脱落。

前三期以血管瘤、出血点及渗出病变为主，病变主要发生在视网膜，称背景期视网膜病变。后三期是在Ⅲ期的基础上开始长出新血管。新生血管只由一层细胞组成，很脆，极易出血。因此，这个阶段病变主要是新生血管、出血、出血后机化疤痕、疤痕牵扯造成视网膜剥脱。后三期称为增殖期视网膜病变。前三期改变，如果及时持久地将血糖控制在满意水平，病变可好转或发展速度大大减慢。后三期最关键的治疗，是阻断新生血管的出血机会。目前，国内外公认激光治疗是有效方法之一。在新生血管初期通过激光治疗，可以减少出血机会，达到保存视力、减少失明概率的效果。但病变出现大片出血机化疤痕，或视网膜剥脱时，已经失去了激光治疗的时机与价值，失明便不可避免。特别要引起注意的是，除了高血糖外，高血压也是促发和加重视网膜病变的主要因素，故除了要控制好血糖水平外，还要积极控制好血压，这才是预防和治疗糖尿病性视网膜病变的根本方法。

②糖尿病肾病：糖尿病肾病的发生发展过程有同，一般Ⅰ型糖尿病需时 10～15 年，Ⅱ型糖尿病需更长时间才表现出来。在临床中将糖尿病肾病分为三期。正常人尿微量白蛋白排泄量保持在 10～30 毫克/日的水平之内，而达到 30～300 毫克/日以内便可诊断为早期肾病。病程进一步发展，尿中微量白蛋白增多，大于 300 毫克/日时，一般尿常规可发现蛋白质，为临床肾病阶段。继续发展则出现全身浮肿、贫血、胃纳差、恶心、呕吐等，则为肾功能衰竭的表现，并常伴有高血压、动脉硬化性心脏病及心力衰竭。防治糖尿病肾病的发生发展是临床治疗的关键，积极的控制血糖在基本正常水平，有效的抗高血压治疗，早期肾脏病变可因治疗而好转。肾功能较差的病人，饮食中应保持每日每公斤体重摄入蛋白质 0.7～0.8 克，应尽量食入优质动物蛋白（如鸡蛋白、奶类、鱼、虾、鸭、瘦肉等），而粮食、豆类蛋白的摄入量要加以限制。尿毒症病人严格限制蛋白质摄入量的同时，应加用氨基酸。糖尿病肾病进入尿毒症期，只能通过透析及肾移植来延长生命。血液透析及肾移植

则是病人长期存活及提高生活质量的最佳选择。

③糖尿病神经病变：糖尿病神经病变是糖尿病的慢性并发症之一。糖尿病神经病变的发病与血糖控制水平密切相关，控制得好则不易发生，已经发生者如将血糖长期良好地控制在一定水平，病变也可以缓解。最常见的糖尿病神经病变有两种类型：一种是周围神经病变，主要表现有袜套、手套式神经分布的感觉异常，对压力、冷热等均不敏感，常有麻木、发热或触电样感觉，疼痛剧烈时，病人常难以忍受，特别是夜间疼痛，使病人难以入睡。肢体运动神经受损可出现肌肉萎缩，以至病人行动困难。另一种是自主神经病变，常累及的器官有心脏、膀胱和胃肠道，因此，可以有多种系统症状，如心律失常、位置性低血压、无痛性心肌梗死、膀胱受累、出现尿潴留或尿失禁等。胃肠受累可引起胃排空延迟，出现上腹胀痛，无明显原因的反复恶心、呕吐、腹泻、便秘交替症状。阳痿也是男性糖尿病神经病变的表现之一，比较常见。对糖尿病性神经病变的早期治疗，可以使病变逆转。因此，早期控制血糖，使空腹血糖及餐后血糖都在较正常水平，是预防和治疗糖尿病性神经病变的关键。

④糖尿病足：糖尿病足是糖尿病病人特有的临床表现，早期表现为肢体皮温下降，足部发凉，上举后变苍白，下坠后发紫，静脉充盈迟缓，足背动脉搏动感弱或消失。走路时间长时可引起下肢疼痛，休息片刻后好转。进一步发展则在休息状态下也出现下肢疼痛，逐渐发展会出现皮肤变薄萎缩，毛发脱落，指甲片增厚。最终出现溃疡和坏疽，还可继发细菌感染。糖尿病足要以预防为主，要控制高血糖、高血压及高脂血压，减少各种导致早期动脉硬化的因素，如肥胖、吸烟等。在此基础上还应注意足部卫生，应使鞋袜清

洁、通气良好、松软舒适。一旦发生糖尿病足坏疽，应使用胰岛素严格控制血糖，保守治疗包括给予有效抗生素控制感染，运用血管扩张剂提高坏疽肢体的血氧供给，局部清创药物治疗。浅表溃疡经保守治疗后可以愈合，深部溃疡或已有严重继发化脓感染的湿性坏疽，经保守治疗不佳者应给予截肢以保存生命。据报道，糖尿病患者因足坏疽而施行截肢手术者约占10%。

⑤糖尿病合并：心血管疾病。由于糖尿病与心血管疾病——冠心病存在着相同的病理生理基础，两者都是由于胰岛素抵抗而造成的慢性代谢相关疾病，因此有人提出"共同土壤"学说，认为糖尿病、动脉粥样硬化、高血压及冠状动脉疾病，都是以胰岛素抵抗及其继发的代谢异常这一"共同土壤"中生长出来的。因此，糖尿病患者伴发冠心病的患病率，较一般人群高2~4倍以上。同时，糖尿病合并动脉硬化，除一般缺血性改变引起冠心病外，往往引起糖尿病特征性的心脏病和心肌神经病变，使病情更加严重。因此，糖尿病病人应在早期积极控制动脉硬化的各种危险因素，以预防冠心病的发生。

（3）糖尿病其他并发症

糖尿病患者还可以合并皮肤、关节及牙周病变，易发生白内障、青光眼等。身体抵抗力低，易合并肺结核、泌尿系统感染与皮肤的细菌、真菌感染。女性妊娠期易出现并发症及胎儿、婴儿畸形等，死亡率比较高。这些并发症有的是在未发现糖尿病时，作为一种糖尿病的先驱症状出现，如皮肤瘙痒症，皮肤或其他部位的反复感染。因此，如果发现皮肤及关节等方面的疾病，不要忽视检测血糖水平，以确诊真正的疾病。另外，患了糖尿病以后，要合理饮食，增强机体抵抗力，防治皮肤、泌尿系统等部位的感染。老年患

者要经常做眼部检查，以期早期发现白内障等眼的疾患。妊娠女性患糖尿病，或患糖尿病后妊娠，一定要在医生的指导下实施合理的饮食，空腹血糖及餐后血糖应控制在正常水平，以避免发生胎儿、婴儿畸形等并发症。总之，糖尿病并发症的治疗，首先要控制好血糖，然后针对所并发的疾病进行有效的治疗。血糖控制不好，一切治疗都将失去先机。

（4）糖尿病对血脂的影响

糖尿病是慢性高血糖伴有碳水化合物、脂肪和蛋白代谢紊乱的一组代谢疾病。因此，糖尿病患者长期高血糖水平对血脂有很大的影响。血脂即是总胆固醇、三酰甘油、低密度脂蛋白及高密度脂蛋白的复合物。而高密度脂蛋白是从周围组织中转运的蛋白质，对胆固醇具有清除能力，因此，高密度脂蛋白的升高对人体是有利的。糖尿病患者由于胰岛素作用不足，使高密度脂蛋白合成受阻，使胆固醇、三酰甘油清除缓慢，血中的胆固醇及三酰甘油升高，是冠心病的高危险因素。另外，由于 Ⅱ 型糖尿病有胰岛素抵抗，也会影响人体的脂类代谢，使脂肪合成增加，使血中的三酰甘油升高，由于糖尿病造成血脂的异常，进一步加速了动脉硬化。糖尿病患者冠心病的发病率比非糖尿患者群高 3 ~ 4 倍，糖尿病患者死于心血管疾患者几乎达 75%。因此，医学研究认为在心血管疾病的高危人群中，脂类代谢异常是易发生动脉硬化的重要原因。

（5）糖尿病对肝脏的影响

糖尿病患者引起脂类代谢异常，而肝脏是脂代谢的重要场所，因此，糖尿病患者肝脏内脂质代谢紊乱，脂蛋白合成障碍，使脂肪堆积于肝脏引起脂肪肝，而脂肪肝是肝硬化的重要原因。糖尿病引起肝脏组织的改变，早期临床表现为糖尿病性脂肪肝，脂肪肝及肝硬化进一步影响肝糖原的储存，使血糖进一步升高，使糖尿病病情加重。另外，肝病引起糖代谢失常并发糖尿病，这类患者临床诊断大多数病例，被认为肝硬化是先期发生的，而且肝硬化可能助长了糖尿病的发病。因为肝脏在人体内是参与糖代谢及脂代谢的主要脏器，肝脏病可影响糖尿病，而糖尿病也可引起肝脏病，或者是患者本身有肝脏病而使肝病加重。在临床治疗中，要密切观察肝脏的功能，以及用药对糖尿病患者肝脏的影响。

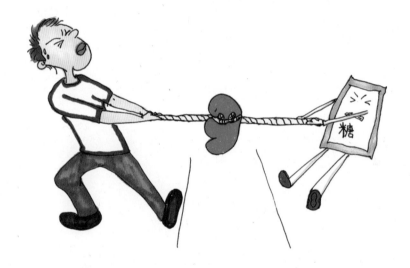

（6）糖尿病对性功能的影响

糖尿病对性功能的影响与自主神经及血管病变有关。根据损伤的程度及部位有不同程度的性功能障碍，医学临床表现为阳痿、早泄、射精迟缓、逆行射精、性欲低下、月经紊乱及不育症等。

糖尿病对精子的发育有一定影响，使精子的活动率下降。另外，由于胰岛素缺乏，引起精子发生障碍或引起睾丸和附睾中精子形态和运动的异常，引起男性不育症；女性则由于糖尿病影响雌激素及孕激素的分泌，引起月经紊乱、性欲低下，导致女性不孕症。

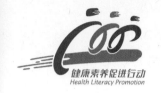

男性由于糖尿病并发自主神经病变引起阳痿及性欲低下，糖尿病合并阳痿比较多见，发病率为30%~60%。因阳痿等性功能障碍不涉及死亡，所以，未引起足够的重视，但可给家庭及生活带来影响，也应早期治疗。糖尿病的性功能障碍大多数出现在糖尿病之后，因此，早期发现糖尿病，把血糖控制在理想水平，是很重要的。目前对糖尿病所致阳痿的治疗，可采用中药和西药结合治疗，也可局部药物注射治疗，都有一定的治疗效果，治疗效果的好坏，与病变严重程度有直接的关系。

第二章

糖尿病的预防

1 糖尿病前期预防措施有哪些

（1）糖尿病的高危人群

①年龄45岁以上者，超重（体质指数≥25千克/平方米）。

②直系亲属中有糖尿病患者。

③有巨大婴儿生产史的产妇或曾被诊断为妊娠糖尿病患者。

④高血压（≥140/90毫米汞柱）。

⑤高密度脂蛋白≤0.90毫摩尔/升或三酰甘油≥2.82毫摩尔/升。

⑥多囊卵巢综合征。

⑦曾接受检查提示为空腹血糖受损或糖耐量减低。

⑧心血管疾病史。

（2）预防保健措施

①糖尿病的高危人群必须每年体检查血糖、尿糖。

②养成良好的饮食习惯，以清淡、低油脂、低盐食物为宜，戒烟、戒酒，体重保持在理想状态。

③选择适宜的有氧运动方式，如散步、慢跑、打太极拳、做健身操等。

④药物干预，如二甲双胍、阿卡波糖、噻唑烷二酮均能明显延缓糖尿病的发生。

2 新发现的糖尿病预防措施有哪些

（1）控制血压，应使收缩压＜130毫米汞柱，舒张压＜80毫米汞柱。

（2）血脂达标，每年定期查血脂1～2次。通过改变生活方式不能达到目标血脂水平的患者需要药物治疗。

（3）年龄在30岁以上的糖尿病患者建议长期服阿司匹林（75～150毫克/天）治疗。

（4）停止吸烟。

（5）每年定期查眼底和尿微量白蛋白，每2～3个月查糖化血红蛋白。

糖尿病随着病程的增长，发生并发症及其严重程度都将升高，Ⅰ型糖尿病并发症主要发生在病程的10～20年以后。有些Ⅱ型糖尿病患者在诊断为糖尿病时已有并发症的指征，这是因为患者在诊断之前的数年内就已经存在未被认识的糖尿病。在三级预防中，使糖尿病患者延缓和预防并发症的发生和发展尤为重要。良好的血糖、血压、血脂控制可明显延缓糖尿病并发症的发生、发展。

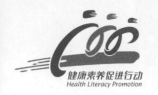

3 糖尿病急性并发症的预防措施有哪些

糖尿病急性并发症，包括糖尿病酮症酸中毒，高渗性非酮症糖尿病昏迷、感染、低血糖。急性并发症的发生存在一定的诱因，如应激、创伤、感染、药物的不适当使用（包括拒绝胰岛素注射），发生急性并发症死亡率较高，因此防重于治。

（1）预防糖尿病酮症酸中毒的措施

①生活有规律，合理的饮食，坚持运动。如有食欲不振，应当做一个比较严重的问题来处理，合理进食、进水、用药。

②坚持正确的药物治疗原则，切记不要相信夸大其词的广告，误信徒有虚名的偏方，而错误地终止正规的治疗。

③若患急性并发症要及时处理，控制在尽可能轻的程度。

④及时正确处理皮肤感染，防止败血症、脓毒血症。

（2）预防糖尿病高渗性非酮症性昏迷的措施

糖尿病死亡率极高，积极预防至关重要，具体预防措施如下：

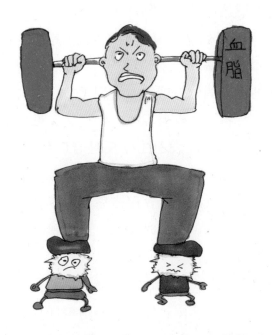

①早期发现和严格控制糖尿病。糖尿病的患病率可伴随年龄增高而逐渐增多，特别是 50 岁以上者可达 5% 以上。因此，对老年人或将进入老年期者应加强卫生保健工作，在身体检查中应常规定期检查血糖、尿糖，以便早期发现及时治疗。

②积极防止能引起本症的各种诱发因素。如感染、高热、胃肠道疾病等，尤其是容易引起严重失水的多种药物。

③慎用能引起血糖升高的药物。

（3）预防糖尿病并发感染的措施

糖尿病患者由于体内代谢发生紊乱，使机体防御功能减弱，同时因营养不良等因素，使机体抵抗力进一步下降，所以容易导致多种感染。糖尿病因感染致死者在 10% 以上，而老年糖尿病患者合并感染者死亡率更高，占老年糖尿病患者死亡原因的首位，不可忽

视。糖尿病并发感染的防治措施如下：

①积极治疗糖尿病，尽量使血糖得到满意控制，纠正代谢紊乱，这是最根本的办法。

②坚持参加适当的体育锻炼，增强体质，增加机体抗病能力。

③注意卫生，特别是饮食卫生，勤洗澡，勤换衣，勤刷牙，搞好口腔卫生及手、足、头发卫生。及时治疗甲沟炎、鸡眼、肥胖、脚癣、甲癣等感染，以防细菌或真菌侵入血液。女性应常保持外阴清洁。合并末梢神经炎病变者，应避免热水袋引起烫伤。

④发生急性感染后，要及时就医，已用胰岛素治疗者可适当增加剂量以防病情恶化。

⑤应用抗生素治疗。剂量、疗程都要足够可行，感染严重者以静脉给药、联合用药为原则，住院患者则根据药敏为指导。但不宜长期用药或预防性用药。

⑥外科治疗。当合并有蜂窝织炎、皮肤感染，可进行清创切开引流等外科治疗。

（4）预防低血糖的措施

糖尿病患者发生低血糖的主要原因，是注射胰岛素过多或口服降糖药过量引起的。因此，自己必须掌握和熟悉这些药物的作用和副作用，合理使用胰岛素。胰岛素根据其作用时间长短，分为长效、中效和短效。胰岛素剂量最好请医生根据病情、食量协助合理调整。除剂量外，还要注意作用时间。使用普通胰岛素，应在进食前 15 分钟用药，但最早不能超过食前 30 分钟，否则可能发生低血糖；如使用中效或长效胰岛素，则应请医生注明胰岛素的最强作用时间，不应放在夜间空腹时用药，否则可能发生低血糖；如合用短效和中长效胰岛素，更应注意，二者最强作用时间的重叠不要在空腹时或夜间，以免引起低血糖，注意清晨准备些糖果饼干，以防止低血糖。

　　注射混合胰岛素的患者，要特别注意按时吃晚饭及在晚睡前少量加餐，以防止夜间出现低血糖。容易在后半夜及清晨出现低血糖的患者，晚睡前要多吃些主食或鸡蛋、豆腐等吸收缓慢的含蛋白质多的食物。

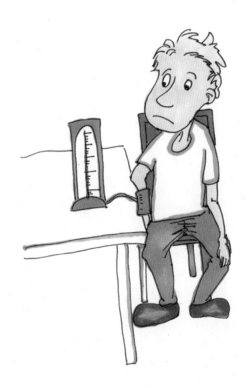

　　做好病情观察记录，尿糖连续几天阴性，要考虑酌情减少胰岛素用量，并在胰岛素作用最强时刻以前和活动多时及时加餐。

　　当劳动量增加、活动特别多时，要减少胰岛素的用量或及时加餐。口服降血糖药物的患者，也同样要减少用量或及时加餐。

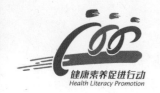
所有糖尿病患者都要经常随身带一些水果糖或饼干，以便随时纠正低血糖反应。

糖尿病患者可向家属和周围的人士介绍有关糖尿病低血糖的知识，使他们对低血糖的症状和处理方法有所了解，以便发生低血糖时及时处理。

口服降糖药中，格列本脲引起低血糖的机会较多，应注意预防。应从小剂量开始，每日服 1 次，晚间药量宜小。

糖尿病患者应随身携带一张自我保健卡，以便发生低血糖时，可以根据卡片上的资料给予恰当处理。

糖尿病慢性并发症的
预防措施有哪些

糖尿病的慢性并发症可会遍及全身各重要器官，包括大血管病变、微血管病变、神经病变、糖尿病足。

（1）预防糖尿病并发心脑血管病变措施

①降脂治疗：通过每年监测血脂，以明确处于高危险性或低危险性，系统地治疗糖尿病。控制体重，进行体育锻炼、低脂饮食及必要的降脂药物干预，会使心血管病死亡率降低42%，使冠心病突发事件减少55%。

②降压治疗：对糖尿病伴高血压患者，力求血压控制在收缩压<139毫米汞柱，舒张压<85毫米汞柱。

③控制血糖：血糖的改善能减少心血管疾病的发生。对合并心血管病变的患者在控制血糖过程中要特别强调防止低血糖发生。低血糖发生易加重心脑供能不足现象，有诱发心脑血管意外的危险。

④降低血流黏滞度，改善微循环：阿司匹林治疗可减低糖尿病患者心肌梗死、脑卒中、冠状动脉暂时性缺血的发生率，阿司匹林可用于高危人群的一级预防，也可用于已有大血管病变人群的二级预防。低分子肝素、低分子右旋糖酐、山莨菪碱、地诺前列酮、维生素E和

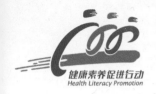
维生素 C 等药物可用于消除氧自由基。

⑤戒烟、戒酒：进食低脂肪、低胆固醇、优质蛋白质、高维生素含量的食物，并适当运动，努力减肥。

（2）预防糖尿病并发高脂血症的措施

正常人高脂血症的发生率为 20%～40%，而糖尿病患者合并高脂血症的约占 60%。糖尿病再加上脂肪代谢紊乱，与动脉粥样硬化的发生有密切的关系。糖尿病患者伴有脂肪代谢紊乱是促进冠心病和脑动脉硬化的一个重要因素，所以，要经常检查血脂？如出现高脂血症，在控制糖尿病的基础上要积极进行降血脂治疗，以预防冠心病、心肌梗死、脑动脉硬化和脑卒中的发生。糖尿病高脂血症的预防措施是：

①胰岛素治疗：胰岛素依赖型糖尿病应用胰岛素治疗后，高脂血症能迅速得到改善，高密度脂蛋白升高。在持续静脉滴注胰岛素 6 个月的过程中，从 2～4 周起低密度脂蛋白及高密度脂蛋白减少，第 2 个月高密度脂蛋白增加。

②饮食、体重调节及合理的运动疗法：其可使极低密度脂蛋白、血脂蛋白脂酶下降及高密度脂蛋白升高。而酒精可使低密度脂蛋白增加。严格执行饮食疗法与减轻体重时，高密度脂蛋白增加，极低密度脂蛋白也减少，对于预防动脉硬化起着良好的作用。

③经饮食、运动疗法及胰岛素等治疗无效的高脂血症，可根据高脂血症的分类，分别使用不同的药物。以降胆固醇为主的药有脉通、益寿宁、脂平、心脉乐、β－谷固醇等，以降三酰甘油为主的药物有烟酸及其衍生物。常用降脂药还有非诺贝特、多烯康、鱼油降脂及真菌降脂素、弹性酶、脂必妥等，也可以根据病情选用。

（3）预防糖尿病并发肾病的措施

糖尿病肾病一旦形成，治疗是困难的，目前医学尚无很好的治疗方法，因此重在预防。

①持久而良好的控制血糖在理想范围内，是防治糖尿病肾病发生发展的关键。高血糖是糖尿病肾病发生的基本因素，将血糖控制在正常水平，才能使早期肾脏病理改变得以康复。应根据医生的建议谨慎选择口服降糖药，尽可能选用对肾功能影响小或选择不以肾脏排泄为主的口服降糖药。如果尿中出现微量白蛋白或血清肌酐有异常升高，且血糖尚未得到有效控制，宜尽早胰岛素治疗。

②持久而良好地控制血压是保护肾脏并阻止糖尿病肾病进展的重要因素。血压最好控制在正常范围或接近130/80毫米汞柱内。

③定期监测及时发现尿微量白蛋白是早期治疗和逆转糖尿病肾病的重要标志。在饮食上，一旦发生蛋白尿，每日蛋白质摄入应限制在0.8克/千克体重。如有发生糖尿病肾病的危险因素（如高血压、肾病家族史），则应尽早限制蛋白摄入。肾功能不全时每日的蛋白质应限制在0.6克/千克体重以内，以优质蛋白为主，一般认为要少用或不用植物蛋白。

④适时透析可延长患者的生命，减少糖尿病肾病患者的早逝。

（4）预防糖尿病并发视网膜病变的措施

①用饮食以及药物控制血糖、血压在正常范围内，可降低视网膜病变的危险性。

②定期监测眼底、视力，最好是半年一次。如有下列情况应立即请眼科医生会诊：不能解释的眼部症状；戴眼镜后视力减退；眼压增高；增殖性视网膜病变；黄斑水肿；其他眼科病变可能危及视力时。

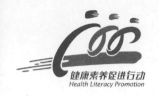
③采用血管紧张素转换酶抑制剂（ACEI），改善糖尿病高血压患者眼底血流动力学环境，抑制糖尿病视网膜病变的进展。

④经常用改善血流黏滞度、减少毛细血管通透性的药物，有助于改善微循环，缓解视网膜缺氧，可用阿司匹林 75～100 毫克/日，口服，或服维生素 C、多贝斯等。

⑤降脂治疗。

（5）预防糖尿病神经病变的措施

①防止高血糖和低血糖：慢性高血糖是神经病变发生的主要原因，高血糖可引起一系列代谢紊乱，神经病变可能是高血糖的直接后果。但低血糖也同样可以引起显著的神经损害，反复的低血糖发作，将加重神经病变的病情或加速其发展，故应强调动态监测血糖变化。

②微血管病变易致神经缺血缺氧，钙拮抗剂如尼莫地平或尼卡地平 30～60 毫克/日，有利于改善神经缺血缺氧。

（6）预防糖尿病足病的措施

①每天洗足：洗足时，动作一定要轻柔，而且用肥皂和毛巾认真地洗，淋浴时水流过足部不能算是洗足。洗完后用干净、柔软和吸水性好的毛巾轻轻把水吸干。在使用任何护肤品之前都要征得医生的同意，切忌在足趾之间涂抹任何护肤品。

②每天检查足：每天仔细观察双足、足趾，尤其是足趾之间。如果无法看清自己的足底部，可以请求他人帮助或利用一面镜子（把镜子放在地板上可能效果更好）。检查足部是否有伤口、水疱、红肿、胼胝或其他问题。如发现任何异常，即使伤口很小都要及时告诉医生。千万不要自己试着剔除鸡眼或老茧。

③定期请医生做足部检查：每年至少全面检查足部一次，以发

现是否有导致足部溃疡的危险。用一根特制的尼龙丝进行检查，以评估足部的保护性感觉是否存在（神经损害时，保护性感觉会减退或消失）；对足部的结构、压力和循环情况进行分析；对足部皮肤健康和完整性进行评估等。

如果足部有畸形，如囊炎、锤状趾等，或医生确诊合并有糖尿病神经病变，应经常上医院做足部检查。

④控制血糖：高血糖可引起足部神经损害，当患者的足受到损伤时，很难感到不适或疼痛。如果足受到损伤却没知觉，伤口就容易发生感染、溃疡，严重的可导致截肢。严格控制血糖使发生糖尿病神经病变的危险率降低 40% ~60%。

⑤买鞋要仔细：鞋的长度、宽度和深度一定要足够，穿后足的任何部位都应当没有磨足或紧的感觉。穿鞋时，足一定要感到舒适，轻松，而不要有"塞进去"的感觉。买鞋最好在下午时，因为那时人的足都有轻微的浮肿，买的鞋就不会显小。此外，买鞋时，需穿好袜子试鞋。买两双鞋轮换着穿。

⑥穿鞋前检查鞋里：因为一些东西会掉入，甚至一些虫子会爬入鞋子里面，应保证鞋内边缘光滑、没有破口或松脱的布片或皮质碎片等任何异物，因为这些都有可能损伤足部。当鞋有破损时，及时更换。

⑦穿干净的袜子：每天换袜子，穿袜子前也一定要检查袜子是否平坦、柔软和无皱，最好穿无接缝的袜子。

⑧注意周围环境：如果在恶劣的环境温度下运动，就必须向医生咨询，了解冬天如何保持足温暖，夏天怎样使足凉爽和干燥。未经医生允许或指导，不得使用取暖器，尤其是不要把足放在暖气片上、电暖器上或热水袋上取暖。

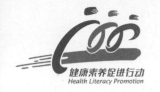
⑨严禁赤足行走：禁止在沙滩上或游泳池中赤足行走。

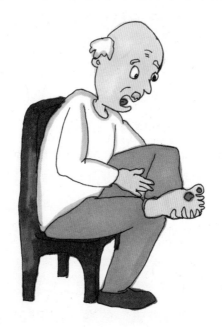

（7）预防糖尿病并发肝脏疾病的措施

①积极治疗糖尿病，必须和肝病治疗相结合。

②注意饮食卫生，尽量少去公共场所吃饭，以预防肝炎的发生。糖尿病患者如在脂肪肝的基础上再传染上肝炎，则治疗效果不佳。

③饮食控制可适当放宽。应采用优质蛋白（每日每千克体重不低于1.5~2克）、低脂肪（每日每千克体重1~1.2克）饮食，以促进肝功能的恢复。

④使用口服降糖药时，应尽量避免用对肝脏负担过重或影响肝功能的药物，如氯磺丙脲，此药易引起胆汁滞留性黄疸，不宜使用。

⑤适当应用保肝药，如肌苷、B族维生素等。

⑥肝腹水期必须限制钠盐的摄入，如发展至昏迷前期，则须限制蛋白质摄入量，热量限制以糖类为主。

（8）预防糖尿病并发胆囊、胰腺疾病的措施

糖尿病患者胆囊多数增大，神经功能障碍导致胆囊收缩功能不良，故称糖尿病性神经源胆囊炎。糖尿病患者由于代谢紊乱，神经病变引起胆囊收缩功能差、胆汁滞留及排泄障碍，因此合并胆石症的机会比正常人高，且易发生胆囊炎，这类患者的胆囊增大，收缩功能低下，又由于神经功能障碍，痛觉下降，死亡率高，应引起足够的重视。手术治疗需在血糖控制后，如伴感染需用抗生素治疗。

糖尿病患者由于支配胰腺的神经病变，使胰酶分泌减少，进而影响食物的消化吸收，甚至导致营养不良和体重减轻，可服一定的胰酶制剂来补充不足，并要严格防止因过度饮酒而导致胰腺炎。

（9）预防糖尿病并发胃部疾病的措施

糖尿病的胃部并发症有糖尿病胃麻痹、消化性胃溃疡、胃酸缺乏和维生素 B_{12} 缺乏。

现在有20%~30%的糖尿病患者发生胃麻痹。胃麻痹是由于支配胃运动的神经受损而引起的。在酮症酸中毒时，也可暂时性发生。表现为胃紧张度减弱，蠕动减弱以及排空时间延长，患者自觉上腹部不适，如稍吃几口饭即有饱胀感，以及恶心、呕吐等。有时还可见由食物结成的"胃石"。频繁的呕吐，可导致营养不良。

胃麻痹的治疗，可采用甲氧氯普胺、多潘立酮、西沙比利等刺激胃排空的药物，或西咪替丁等抑制胃液分泌的药物，后一类药物能减少胃液分泌，从而可减轻饱胀感。出现胃石时可由胃镜取石。

约10%糖尿病患者出现消化性溃疡、呕血，甚至出血性休克而致死。其原因是胃微循环功能不良，从而降低局部防御能力；胃酸

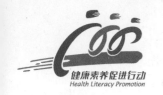
低、内源性胰岛素减少或无分泌，而致胃液分泌减少；自主神经功能紊乱引起胃液分泌减少。此外，由于胃黏膜微血管病变，口服降糖药有可能引起急性溃疡，为预防发生溃疡，应禁烟、戒酒、加强饮食卫生、避免摄入有刺激性的食物。对阿司匹林、保泰松、利舍平、咖啡因、皮质激素等可能引发溃疡的有关药物，需慎用或不用。

胃酸缺乏症，可由自身免疫缺陷引起。胰岛素依赖型糖尿病患者本身既有自身免疫的异常，也可因为控制胃酸分泌的神经受损而引起此症。胃酸缺乏时，外来的细菌不能被杀灭，易使胃部感染、发炎。另外，胃酸缺乏，也可影响食物的消化。

当胃细胞分泌的内因子减少时，可引起人体维生素 B_{12} 不足而导致的营养性贫血。因为内因子具有可结合维生素 B_{12}、防止后者受破坏并使后者在小肠被人体吸收的功能。

（10）预防糖尿病并发肠道疾病的措施

糖尿病肠病包括小肠并发症和大肠并发症。糖尿病的小肠并发症，症状常为频繁的腹泻。这种腹泻常在餐后或夜间以间歇性水样便为特点。引起腹泻的原因是由神经性病变引起小肠排空减慢，食糜滞留，细菌繁殖，使肠内分解脂的化学物质受到抑制，从而引起腹泻。可用抗生素治疗，如用甲氧氯普胺治疗能使小肠蠕动增快，缩短食物在肠内的停留时间。

糖尿病的大肠并发症，常为便秘，约 20% 的糖尿病患者有便秘。主要原因是由于高血糖使体内缺水，大肠水分太少而引起便结、大便困难。另一原因是支配大肠的自主神经病变，引起大肠排空减慢而便秘。大多数人便秘属功能性便秘。在排除器质性疾病后，应做到以下几点：养成有规律的正确的饮食习惯；适当的睡眠、休息和运动；环境舒适；避免滥用泻药，糖尿病自主神经病变引起腹泻者，可采用新斯的明、番泻叶、通泰胶囊等进行治疗。

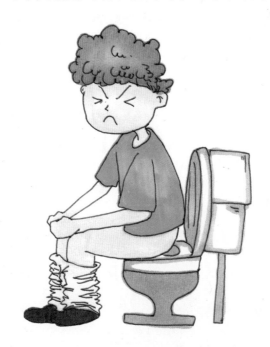

（11）预防糖尿病并发口腔疾病的措施

糖尿病患者口腔并发症主要是由于高血糖导致的微血管病变所引起的。糖尿病与口腔病的关系十分密切，而且是相互影响的。未得到满意控制的糖尿病患者，本身对于感染的抵抗力低，给细菌的侵入造成有利条件，因此，常并发口腔疾病。常见的口腔并发症有牙龈炎、腭部炎症、牙龈和舌黏膜面的糜烂及小溃疡、齿龈脓肿、齿槽脓漏症等多种炎症。

医学临床上许多患者有口干、口腔烧灼感、牙龈肿痛和牙齿叩痛。牙周和牙齿反复发生感染，又可使糖尿病患者病情恶化。糖尿病患者一定要注意口腔卫生，做到饭后漱口，睡前、起床后刷牙。

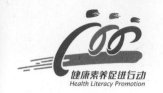
不要将全口牙拔除，保存几个健康有功能的牙齿，有益于咀嚼。在血糖控制好的情况下，对没有必要保留的牙可以拔除，拔牙时间最好在饭后 1 小时 30 分钟。应在拔牙前两日给抗生素，拔牙后用几日抗生素，以防感染发生。

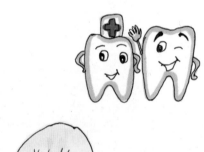

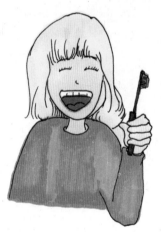

第三章

糖尿病的治疗

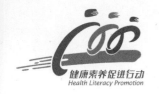

1 什么是胰岛素

在胰岛素使用期间，糖尿病患者及家庭成员要了解和掌握胰岛素的一般作用规律，制剂的特点、选择及应用方法，注射制剂的掌握方法等。胰岛素过量或不足可能会带来的严重后果。患者最好要自己学会注射胰岛素。

胰岛素根据来源分为动物胰岛素和人胰岛素；根据胰岛素作用快慢或维持时间，胰岛素制剂可分为速（短）效、中效、长（慢）效胰岛素及根据不同的需要由短效胰岛素和中效胰岛素混合的制剂。

变换不同种类的胰岛素会影响血糖控制，如果糖尿病患者所用胰岛素暂缺，可以用另一厂家生产的相同品种替代，但应在医师指导下进行，并进行额外监测血糖。

购买胰岛素时，糖尿病患者应确认类型和种属是否正确，并在胰岛素有效期内使用。未使用的瓶装胰岛素应当冷藏。应避免温度过高或过低（不宜＜2℃或＞30℃），或过分的振荡，这会导致药品失效，如结块、结冰和沉淀。使用中的胰岛素应存放在室温中，以减少注射部位局部的刺激。经常备用1支，以防急用，且注意冷藏。在每次使用胰岛素前应检查胰岛素是否有变化，如结块、结冰、沉淀或透明度和颜色的变化，这些变化意味着失效。

（1）剂量选择

胰岛素治疗剂量的个体差异很大，有的糖尿病患者完全依赖于胰岛素治疗，但所需剂量极小。有些糖尿病患者胰岛素所需剂量极大，特别是某些胰岛素抵抗明显的糖尿病患者。即使是同一患者，在不同时期所需剂量可能有很大的差别。因此，确定治疗剂量及剂量的调整均应遵循个体化原则。

初始剂量宜小，以后根据治疗反应逐渐增加。剂量调整的依据是以多次血糖测定的结果及尿糖作为参考。

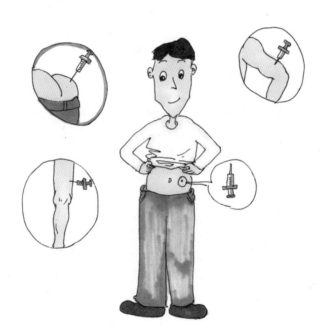

（2）给药途径

皮下给药途径是目前胰岛素应用的主要方式。常用注射身体部位有7处：两上臂外侧、脐周、两大腿前外侧、臀部两侧。以三角

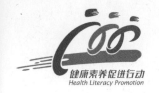

肌外缘最常用。腹部皮下注射吸收最快，上臂外侧和大腿前外侧次之，臀部吸收最慢。经常一个部位注射胰岛素，会导致皮肤硬结、皮下脂肪坏死等。因此，建议每次在不同部位进行注射。

现在市场上还没有可供口服的胰岛素，市场吹嘘的含有植物胰岛素的营养品，均有夸大成分，为虚假广告。

2 什么是磺脲类和非磺脲类

磺脉类和非磺脉类均为胰岛素促泌剂，前提条件是胰岛细胞具有一定的功能，能够分泌胰岛素，通过与胰岛细胞膜上的受体结合，产生相应的效应，促进胰岛素的释放。常用药物有甲苯磺丁脲、格列本脲、格列齐特、格列吡嗪、格列喹酮、格列美脲、瑞格列奈等。

（1）副作用

常见的副作用为低血糖、消化道反应，少见的副作用有肝功能损害、过敏、骨髓抑制。副作用通常与剂量大小及与二甲双胍联合用药有关。与下列药物合用易于发生低血糖：阿司匹林、保泰松、磺胺、青霉素、乙醇、β-受体阻滞剂、利舍平、氨茶碱、甲硝唑等。

（2）常用药物特点

①甲苯磺丁脲：第一代磺脲类药物，价格便宜，但作用相对弱，目前已很少应用。本品服用后起效较慢，需4~5日后血糖、尿糖才见明显减少，口服药效可维持6~10小时，代谢产物于24小时内经肾脏排泄，可出现各种不良反应，如胃肠道反应、皮肤过敏、白细胞减少等。

②格列本脲：是目前降糖作用最强的一种磺脲类药物，为甲苯磺丁脲的 250～500 倍，持续时间长达 20～24 小时，也易在体内蓄积而导致低血糖反应，特别是老年糖尿病患者，因此，现在已不作为一线药物。此药主要在肝脏代谢，肝功能不全的患者更易出现低血糖反应，常强而持久，每日剂量 2.5～15 毫克，开始宜小剂量，饭前半小时使用 2.5 毫克/片。

③格列齐特：降糖作用比格列苯脲，吸收达峰值时间较慢，一次服药有效作用 10～15 小时，每日服用 2 次即可。此药可改善心血管的高危因素，降低血小板的黏附性和聚集性，加速纤维蛋白的溶解，能改善视网膜病变的预后，还有独特的抗氧化清除自由基的作用，改善内皮细胞的舒张功能。适合有心血管并发症或老年糖尿病患者的治疗，起始剂量为 40～80 毫克，餐前服用，最大剂量每日不宜超过 320 毫克。市场上有缓释片（40 毫克/片或 80 毫克/片）出售。

④格列吡嗪：属短效磺脲类，作用较强，服药后 1～2 小时血浓度达高峰，每日服用 3 次，血中持续时间 12～14 小时，80% 经肾脏排泄。此药与格列苯脲相比其刺激胰岛素分泌曲线更接近生理胰岛素分泌曲线，能较好地模拟餐后胰岛素效应。由于吸收迅速，起效快，因此，比其他磺脲类降糖药更能控制餐后血糖。此药能逆转早期糖尿病微血管病变，降低血脂和血小板聚集，减少大血管危险因素的发生。剂量为每日 2.5～30 毫克。

格列吡嗪控释片：能够相对稳定地释放格列吡嗪，降低低血糖的发生率。此药为 5 毫克/片。

⑤格列喹酮：属短效磺脲类药物，其作用温和，有效作用时间 4～6 小时，需每日饭前口服。优点是 95% 自胆汁随大便排泄，对

肾脏影响最小，因此，适合轻度肾功能损害或老年糖尿病患者，一般耐受良好，极少数可产生皮肤过敏，胃肠不适，眩晕等，每日45～120毫克，餐前服用，可 1 次或 2～3 次服用，单剂不宜超过 60 毫克，每日总剂量不宜超过 180 毫克。此药为 30 毫克/片。

⑥格列美脲：此药降糖作用强，给药后 2～3 小时达峰值，降糖活性可持续到 24 小时以上，且正常人、肥胖者和Ⅱ型糖尿病患者无显著差异。双排泄通道，对肾脏影响较小，可用于轻、中度肾功能损害者。低血糖反应较格列苯脲少 2～4 倍，起始剂量为 1～2 毫克，每日 1 次，最大剂量不超过 6 毫克。此药为 1 毫克/片。

⑦瑞格列奈：此药为新型的短效口服促胰岛素分泌降糖药，用于饮食控制、降低体重及运动锻炼不能有效控制的Ⅱ型糖尿病。通常应在餐前 15 分钟遵医嘱服用，剂量因人而异，根据个人血糖而定。推荐起始剂量为 0.5 毫克，以后如需要可 1～2 作调整，最大推荐单次剂量为 4 毫克，进餐时服用。最大日剂量不应超过 16 毫克。如给药后仍发生持续高血糖，则不能再用口服降糖药控制血糖，而需改用胰岛素治疗。严重肾功能或肝功能不全的糖尿病患者禁用。此药为 0.5 毫克/片，30 片/盒。

3 什么是双胍类降糖药

双胍类药物可抑制食欲，抑制肠道葡萄糖的吸收，并增加外周组织对葡萄糖的摄取和利用，抑制糖原异生和糖原的分解，降低肝糖的输出，从而发挥抗高血糖的作用。双胍类药物能改善糖代谢，降低体重，但不影响血清胰岛素水平，对血糖在正常范围者无降血糖作用，单独应用不引起低血糖。双胍类是肥胖Ⅱ型糖尿病患者的一线用药。

总结各种双胍类降糖药物的医学临床试验结果，得到以下结论：一是降糖效果肯定，可增加胰岛素的敏感性；二是单独或与其他药物合用可降低血糖，预防慢性并发症的发生；三是有助于维持减肥治疗的效果；四是可提高纤溶活性，对血管内皮细胞有保护作用；五是二甲双胍还有预防糖尿病的作用。目前常用的药物是盐酸二甲双胍。

（1）副作用

①双胍类药物引起的乳酸酸中毒一直是人们关注的问题，剂量小而适当，对血乳酸影响不大，但如果服用大剂量，特别是在老年人有肝、肾功能减退时，易产生

蓄积中毒，可导致高乳酸血症，发展成严重的乳酸性酸中毒。乳酸酸中毒主要发生于甲丁双胍和苯乙双胍，二甲双胍少见。

②消化道反应，如恶心、呕吐、食欲缺乏、腹部不适、腹泻、口内有金属味。应用二甲双胍的患者中，约20%有轻微暂时性胃肠道反应。为减轻副反应，宜从小剂量开始，逐渐增加剂量。进餐时或餐后服用可减轻副作用。

（2）盐酸二甲双胍

盐酸二甲双胍不刺激胰岛素分泌，甚少引起低血糖症。可降低血三酰甘油和胆固醇，并有改善纤维蛋白溶解和减轻血小板凝聚的作用，有利于延缓心血管并发症的发展。与磺脲类降糖药比较，此药不引起体重增加，常使体重有所减轻。一般开始剂量250毫克，2次／日，进餐时或餐后服用。约一周后，如病情控制不满意，可加至3次／日，每次250毫克。以后视疗效适当调整用量，每日量不宜超过1500毫克。

此药须在医生指导下服用。单独使用此药，一般不出现低血糖，如与胰岛素合用，则有可能发生低血糖，在加用此药时，宜视病情将胰岛素用量适当减少。此药应妥善放置，避免儿童误服。少数患者在开始服用时可有轻微恶心、腹痛或腹泻等消化道症状，如进餐时或餐后服用，这些不适感会显著减轻。

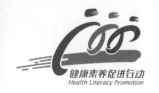

4 什么是葡萄糖苷酶抑制剂

葡萄糖苷酶抑制剂是以延缓肠道碳水化合物吸收而达到治疗糖尿病目的的药物，其中已进入市场的有：阿卡波糖，伏格列波糖。

（1）作用

①对碳水化合物代谢的影响：阿卡波糖延缓蔗糖、淀粉的消化、吸收，而对葡萄糖吸收无影响。Ⅱ型糖尿病患者在饮食控制的基础上，用阿卡波糖可使餐后血糖降低20%～25%，也可使空腹血糖水平降低约10%，单独应用不引起低血糖。

②对脂质代谢的影响：减少脂肪生成和脂肪酸代谢，降低血脂和血三酰甘油水平。

③对其他物质代谢的影响：除了影响碳水化合物吸收外，阿卡波糖还促使脂肪、水、氮、铁、铬从粪便中排泄，不影响血电解质、维生素B、叶酸的浓度。

（2）用法、用量

①应在餐前服用，或在进第一口食物时将本品嚼碎一起服用。

②应以小剂量开始，每日3次，每次50毫克，可减

轻肠道不良反应。按需增加剂量，大多数患者每次 100 毫克，每日 3 次，可获得满意效果。根据病情可增加剂量，每日最大剂量为 600 毫克。

③此药的疗效与肠道不良反应和食物的组成有一定关系。食物中必须有 >30% 以上足够量的碳水化合物，此药方能奏效。复合糖（如淀粉）宜多，简单糖宜少，否则会加重肠胀气、腹泻等不良反应。

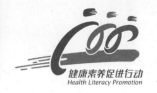
5 什么是噻唑烷二酮类

噻唑烷二酮为20世纪80年代研制成功的一类提高胰岛素敏感性的、可用来治疗Ⅱ型糖尿病的药物。可减轻胰岛素抵抗，改善糖代谢。

临床应用较多的为罗格列酮、吡格列酮。这类药物称为格列酮类。格列酮类药物对Ⅱ型糖尿病可减轻胰岛素抵抗，提高胰岛β细胞对胰岛素作用的敏感性，临床疗效显著；能够改善心血管的危险因素，对高血糖、高血脂等多种危险因素有益；改善纤溶系统活力，减少尿白蛋白的排量，降低血压。

罗格列酮：40毫克/片，1～2片/日，价格昂贵，但其降糖、改善胰岛素抵抗作用肯定。

吡格列酮：15毫克/片，1～3片/日，作用与罗格列酮相似，价格相对便宜。

（1）适应证

主要适用于有胰岛素抵抗的Ⅱ型糖尿病患者和糖耐量减低或无糖尿病但有胰岛素抵抗的肥胖者。可作为肥胖体型的Ⅱ型糖尿病患者的首选药物。如单独使用，可使糖化血红蛋白下降1.5%。也可与磺脲类、双胍类、

α-糖苷酶抑制剂合用。

（2）不良反应

①影响肝功能：噻唑烷二酮类药物，对肝功能有影响，因而应慎重对待，用药前必须测肝功能，谷丙转氨酶（ALT）高于正常高限2.5~3倍者禁用。

②使用罗格列酮与吡格列酮后，血浆容量可稍增加：血红蛋白及红细胞轻度降低，多发生于用药4~12周，以后即保持相对稳定。临床试验中，用罗格列酮、吡格列酮的患者经1年观察，心超声检查未显示心脏结构及功能改变。有心功能不全者，禁用或慎用格列酮类药物。

③体重变化：用格列酮类药物治疗后，体重增加。临床上在格列酮类药物治疗前后磁共振检查显示体脂出现重分布，对心血管代谢病风险较小的皮下脂肪增多，而风险较大的内脏脂肪减少。

④低血糖：噻唑烷二酮类为抗糖尿病药而非降糖药，不刺激内源性胰岛素分泌，单独应用时甚少引起低血糖（<1%），但与其他治疗糖尿病药物合用，则可出现低血糖，应注意。

⑤合并多囊卵巢综合征伴胰岛素抵抗者：糖尿病患者在用格列酮类治疗后，病情可以改善，并有潜在的受孕可能，对于不宜或不愿受孕者需加以注意。

6 糖尿病合并高血压的药物保健治疗有哪些

糖尿病中有 20% ~ 60% 合并高血压，Ⅰ型糖尿病合并高血压可提示有糖尿病肾病的发生。与非糖尿病的群体相比，糖尿病患者发生高血压的比例要高出 1.5 ~ 2 倍。对伴有高血压的糖尿病患者而言，糖尿病的微血管病变，视网膜病变和肾病概率均增加。医学研究，平均收缩压每下降 10 毫米汞柱就会使与糖尿病有关的并发症发生率下降 12%，与糖尿病有关的死亡减少 15%，心肌梗死发生率下降 11%，微血管并发症减少 13%。

糖尿病血压目标值：< 130/80 毫米汞柱，在正常血压范围内随着血压的降低，风险会继续减少。血压≥140/90 毫米汞柱，除非药物疗法外还应进行药物治疗。

药物治疗：药物降血压可减少心血管病和视网管并发症等不良后果。

7 糖尿病合并血脂异常的药物治疗有哪些

　　血脂异常是糖尿患者常见的伴随症状，特别是体型肥胖的糖尿病患者。而血脂异常是动脉粥样硬化等血管病变的危险因素，因此，糖尿病患者单控制血糖是不够的，降低血脂同样重要。Ⅱ型糖尿病高血脂主要是三酰甘油（高密度脂蛋白降低）。改善血糖的措施通常是降低三酰甘油，一般来说，降糖药对升高高密度脂蛋白无效或效果很弱。当达到理想的血糖控制时，低密度脂蛋白可下降10%～15%。由于糖尿病患者血糖水平的频繁波动及其对脂蛋白的影响，成年人应每年检测一次低密度脂蛋白、高密度脂蛋白、胆固醇和三酰甘油，若测定值处于低危组，可延至每2年测一次。

　　首先，降低低密度脂蛋白：对既往有冠心病的患者低密度脂蛋白的目标应降在≤2.60毫摩尔/升。药物应选用他汀类，必要时加用胆酸螯合树脂类。

　　其次，升高高密度脂蛋白：除增加运动、戒烟外，若低于0.45毫摩尔/升，应谨慎使用烟酸或纤维酸类。

　　降低三酰甘油：优先考虑控制血糖，运用纤维酸衍生物（吉非贝齐等），当三酰甘油超过4.50毫摩尔/升

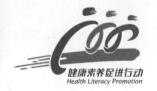
时，应考虑药物治疗。

混合性高脂血症：改善血糖后，首选大剂量他汀类；次选他汀类 + 纤维酸衍生物；再次选树脂类 + 纤维酸衍生物，或他汀类 + 烟酸。Ⅱ型糖尿病患者高血脂治疗的标准（见表2）。

表2　Ⅱ型糖尿病患者高血脂治疗的标准

血脂项目	理想目标 毫摩尔/升	最低目标 毫摩尔/升
三酰甘油	<4.6	4.5～6.0
胆固醇	<1.5	1.5～2.2
低密度脂蛋白	<3.0	3.0～4.0

注：降脂副反应主要有肌溶危险和肝功能的损害，应注意观察。

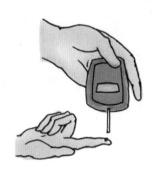
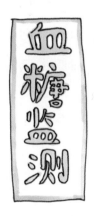

第四章

糖尿病的保健

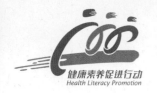
1 糖尿病的自我监测有哪些

（1）自我监测的意义

自我监测是糖尿病患者对自己病情的自我监测，包括对血糖、尿糖、血压、眼底及肾脏的定期定量的检查。自我监测被许多专家学者列入五大治疗手段（饮食控制、体育锻炼、自我监测、合理用药及心理治疗）之一。之所以把自我监测列在如此重要的位置，是因为自我监测关系着糖尿病患者治疗的好坏。如果监测不及时或不准确，就不能很好地让医生指导临床用药，不能正确指导饮食及体育锻炼。自我监测反映了糖尿病患者对疾病的重视程度，患者对病情的了解程度，以及医生对患者进行糖尿病健康教育的情况。在临床中有很多患者长期不做任何检查，但一直口服降糖药，也不管药物疗效如何、药量如何，不管血糖控制水平，造成各种严重并发症的出现，甚至危及生命而死亡。有的患者只简单地检测尿糖的有无，而不到医院监测血糖水平。还有的患者只监测空腹血糖而不监测餐后血糖，不监测血压、眼底、肾脏及血脂指标。这些都影响着糖尿病的整体治疗，造成并发症的过早出现，给患者的生命和生存质量造成巨大损失。因此，自我监测一定要引起广大糖尿病患者的重视，与医生一起共同战胜糖尿病。

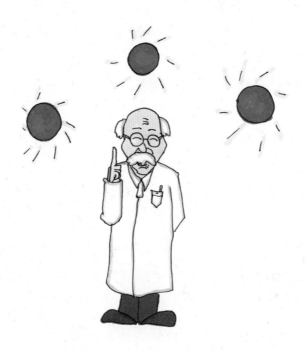

（2）糖尿病血糖监测

糖尿病患者血糖控制在正常水平，是治疗的根本目的。在日常生活中，有很多因素影响着血糖水平，糖尿病患者若了解自己血糖的变化，可随时调节生活和治疗用药，避免造成血糖升高。目前，测量血糖水平有两种基本形式：一种是在医院用仪器抽取静脉血检查血糖的高低，另一种是用血糖测定仪在几秒钟测出血糖的高低。如果患者有条件可以自行购买血糖仪，随时了解自己血糖的变化。患者应定期到医院抽血监测或用血糖仪监测血糖。如果近期血糖比较稳定，可 15～30 天监测一次空腹血糖和餐后 2 小时血糖。如果血糖不稳定，需要调整药量或饮食治疗，需每周测 3 天的空腹血糖

和餐后 2 小时血糖。现在很多患者只注意测定空腹血糖而不测定餐后血糖，这是不正确的。

空腹血糖是体现胰岛 β 细胞分泌胰岛素的基础功能和在没有食物刺激情况下的胰岛素的基础分泌量。如果胰岛素分泌的基础量能满足需要，则空腹血糖正常。如果不能满足需要，则空腹血糖升高。另外，空腹血糖的水平还反映着降糖药物的远期疗效。测量空腹血糖采用前应不吃早饭、不吃降糖药物，采完血后应先服用磺脲类药物，30 分钟后再进食。

测餐后 2 小时的血糖可以反映的胰岛 β 细胞的储备功能。是对机体在进食物刺激下，胰岛 β 细胞所分泌的胰岛素能否把血糖控制在正常水平的测定。正常人餐后 2 小时血糖应当恢复到空腹水平，即小于 7.8 毫摩尔/升，而糖尿病患者或糖耐量减低的患者，餐后 2 小时血糖高于空腹血糖水平，所以确诊为糖尿病。测餐后 2 小时血糖一般是不会漏诊的。测餐后 2 小时血糖，还可监测糖尿病病人用药是否能控制住餐后血糖。如果患者用药后餐后血糖仍呈高水平，应该口服短效降糖药，以控制餐后高血糖。餐后 2 小时血糖应从吃第一口饭开始算时间，在 2 小时准时抽血。糖尿病患者测餐后 2 小时血糖应该在不停止治疗的前提下进行，这样可以反映用药情况及饮食量的多少。

（3）糖尿病尿糖监测

在没有条件购买血糖仪和到医院进行抽血测血糖的情况下，用尿糖试纸来监测尿糖情况，也能反映出一定的血糖情况。一般情况下，正常人血糖在 8.9 ~ 10 毫摩尔/升时才能出现尿糖，因此，尿糖的阳性只能说明血糖已高过一定的水平。而有的人尿糖显示的值也就是肾糖阈可高可低，尿糖的测定只能作为一种参考，不能完全反映血糖的水平。

目前在生活中测定尿糖有三种测试方法：

第一种是将 1 天 24 小时分为四个阶段，各时间段所留的尿液量称为段尿，在这一段时间内尿糖可以反映这一段时间内的血糖水平。

第一段尿：早饭后到午饭前；

第二段尿：午饭后到晚饭前；

第三段尿：晚饭后到晚睡前；

第四段尿：睡前后到次日早饭前。

第二种是测四次尿糖：

第一次尿：早餐后至午餐前 30 分钟内的末次尿；

第二次尿：午餐后至晚餐前 30 分钟内的末次尿；

第三次尿：晚餐后至睡前 30 分钟同的末次尿；

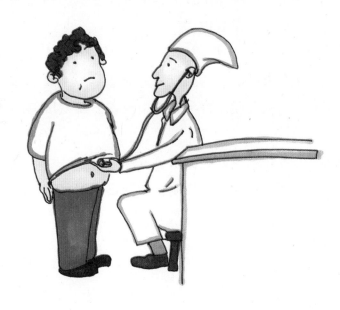

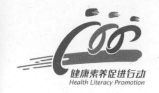
第四次尿：次日早餐前 30 分钟内的末次尿。次尿糖基本代表空腹时的尿糖。

第三种是临时测尿糖所得到的结果。测临时尿糖结果，最好是测空腹及餐后 2 小时的尿糖结果，以指导饮食与治疗。在测尿糖时，不要停止正常的治疗、饮食及运动。应用尿糖试纸时，要采取正确的方法，首先将尿糖试纸浸入尿液中湿透，约 1 秒钟后取出，在 1 分钟内观察试纸的颜色，并与标准色板对照，就能得出测定结果。

（4）糖尿病酮体监测

酮体是脂肪代谢的产物，包括乙酰乙酸、β 羟丁酸及丙酮。当酮体在体内积蓄过多时，尿酮体排出量则增加，此时血酮体仍然正常，当酮体超过肾脏最大排出量时，才出现酮血症。因此，在医学临床中当酮血症消失后，尿酮体仍见阳性。但当肾功能障碍时，酮体从尿中排出减少，血酮体阳性而尿酮体阴性。当糖尿病患者出现下列情况时应注意检查尿酮体。

①当糖尿病患者合并肺部感染、急性胃肠道感染、急性胰腺炎、肾盂肾炎等感染性疾病，要查酮体。

②在临床中，服药后出现合并心力衰竭、肺气肿等的患者应查尿酮体。

③糖尿病患者妊娠及分娩极易诱发酮症。

④Ⅰ型糖尿病患者病情未控制，或胰岛素治疗中断，或胰岛素抵抗易发生酮症。

⑤当糖尿病患者出现应激，如外伤、手术、麻醉及精神创伤等。

⑥糖尿病患者脂肪摄入过多时。

上述情况都应及时查尿酮体。另外，在没有上述情况下也应不定时查尿酮体，以监测尿酮体情况。

（5）糖尿病糖化血红蛋白的监测

血红蛋白是红细胞的主要成分，血糖在一定的范围内，一定量的血红蛋白要与葡萄糖结合成糖化血红蛋白，已经结合的葡萄糖再也不能与血红蛋白分离，直到红细胞衰老死亡，葡萄糖才能脱离血红蛋白，血红蛋白重新被造血系统利用生成新的红细胞。血红蛋白与葡萄糖的结合是一个比较缓慢的过程，它不受血糖的一时高或一时低的影响。由于红细胞自产生到衰亡大约为 120 天，按一半时间计算，糖化血红蛋白的意义是指自采血前 2 个月时间血糖的平均水平，正常人的糖化血红蛋白为 4% ~6%。我们平时测血糖一般为空腹血糖，或餐后 2 小时血糖，而人体血糖受各种因素影响，是一个不稳定的数字，要监测到比较准确的一天的血糖变化，就需要测试很多次。对于经济条件比较好的，这种方法还能采用，如果条件不允许则不能做到。因此，如果在 1~2 个月采一次血，就可以知道这 1~2 个月的血糖控制水平。是比较经济方便的，对指导临床的治疗预防并发症是很有实际意义的。总之，糖化血红蛋白检测是一项数据较客观、比较稳定的生化检查，能说明 2 个月以内的血糖水平。同时与糖尿病并发症尤其是微血管病变关系密切，在糖尿病的诊断及治疗上具有很高的临床价值。

（6）糖尿病的肾功能监测

糖尿病对肾脏的损害是与每个人的个体差异有关的。所造成的肾脏病变，能够严重影响每个人的生活质量及生命，因此，应该引起高度重视。了解肾功能对了解糖尿病病情和治疗有很重要的临床意义。肾功能不正常，某些降糖药就不能使用，对于肾功能不全的

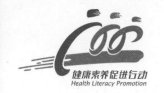

病人，就只能选择经肾排泄少的药物或胰岛素治疗，所以要定期做肾脏功能的检查。一般患者在初病时，都要检查一次，使医生了解整个疾病情况，以后每半年至一年检查一次，为治疗提供依据。临床常做的肾功能检查是：尿微量蛋白尿、尿常规、尿素氮与血肌苷等。

（7）糖尿病的血脂监测

血脂包括胆固醇、三酰甘油、磷脂和游离脂肪酸等。游离脂肪酸与白蛋白结合，其他脂类以脂蛋白的形式存在。脂类是人体不可缺少的物质，胆固醇是组成细胞膜、神经髓鞘等组织的重要成分，是合成肾上腺皮质激素的必需原料，主要由肝脏合成，其次从食物中吸收得来。三酰甘油是全身各种脂肪组织的主要成分，为机体储存能量的形式之一。但血脂过高会引起动脉硬化，再由动脉硬化引起心脑血管病。糖尿病引起的脂类代谢紊乱，使动脉硬化及心脑血管病发病的时间比一般人提早并且更加严重。预防和治疗这些并发症的发生，就需要定期做血脂的检查，以便进行降血脂的治疗。

（8）糖尿病的血压监测

糖尿病患者高血压的出现，一种是出现在糖尿病之前，另一种是出现在糖尿病之后。在糖尿病前发生高血压，不是由糖尿病的直接原因引起；而在糖尿病后发生高血压，有相当一部分是由于糖尿病引起的肾病所致的血压升高。不论发生在糖尿病之前还是之后，高血压都可加速糖尿病患者的心、脑、肾的血管和视网膜病变的进展，使这些并发症的发生率和病死率明显增高。因此，有效地控制糖尿病病人的高血压，使其控制在理想水平是非常重要的。可以预防冠心病、中风的发生和发展，减轻和延缓糖尿病病人视网膜病变和糖尿病肾病的进展。当患者的收缩压和舒张压分别＞14 毫米汞柱和＞90 毫米汞柱时，应开始采取降压治疗，将血压逐渐控制在正常范围内。要达到理想的治疗效果，就需要病人经常监测血压，在用药前、用药过程中及用药之后，一定要天天测或每天测数次血压。这样可指导医生调整用药方案，才能达到减少并发症发生的目的。

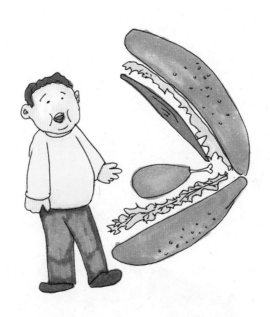

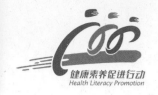
2 糖尿病的饮食保健有哪些

（1）饮食保健方法

饮食保健原则主要包括：控制总热量，合理安排糖类、脂肪、蛋白质等营养物质的比例，做到科学的、平衡的饮食；少量多餐，一天不少于三餐，一餐主食不多于100克；高纤维饮食，以利于血糖的下降和大便的通畅；清淡饮食，不吃糖，少吃盐；少喝酒，不吸烟。

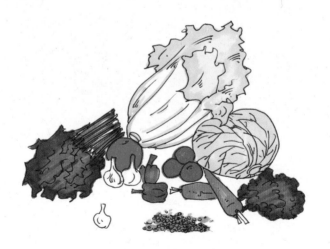

①控制总热量：就是要达到一个热量的平衡。首先要计算出每天所需的总热量。一般用热卡为单位，根据理想体重（不是目前的实际体重）及活动量计算每日所

需总热卡。用一个简单的公式来计算，即标准体重（公斤）=身高（厘米）－105（常数），例如，身高为170厘米的成人，其标准体重为170－105＝65（公斤）。标准体重±10%为理想体重。超过20%为肥胖，低于20%为消瘦。再根据其劳动强度计算总热量（见表3）。

表3 成人糖尿病患者每日热能供给量（千卡/公斤标准体重）

劳动强度	消瘦	理想	肥胖
重体力劳动者（如搬运工）	45	40	35
中等体力劳动者（如电工安装）	40	35	30
轻体力劳动者（如坐式工作、日常生活）	35	30	25
休息者（如卧床）	30	25	20

如一个身高为170厘米，体重为65公斤的轻体力劳动者，所需热卡为（170－105）×30千卡＝1950千卡。而一个身高为160厘米，体重为70公斤的轻体力劳动者所需热卡为（160－105）×25千卡＝1375千卡。

②平衡饮食：饮食中营养成分主要有糖类、脂肪和蛋白质，三者在体内经过氧化都能产生能量，供生命活动所需。糖尿病饮食讲究平衡膳食，即，食物中的糖类、蛋白质、脂肪按一定的比例摄入，它们分别占总热量的50%～60%、15%～20%、20%～30%。即，如果一个每天需要1000千卡能量的患者的饮食中糖占500～600千卡，蛋白质占150～200千卡，脂肪占200～300千卡，而每克糖产热4千卡，每克蛋白质产热4千卡，每克脂肪产热9千卡，该患者饮食中每天需糖（500－600）÷4＝125～150克，蛋白质（150～200）÷4＝37.5－50克，脂肪（200－300）÷9＝22～33克。常用食物主要成分（见表4）。

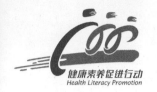
表4　常用食物主要成分表

食物（100克）	糖（克）	蛋白质（克）	脂肪（克）
小米	77	9.7	1.7
小麦粉	74	9.9	1.8
米饭	27	2.8	0.5
面条	57	7.4	1.4
馒头	49	6.1	0.2
麦片	68	14	7
小米粥	7	0.9	0.2
黄豆	25	36.3	18.4
豆腐	3	4.7	1.3
豆腐干	7	18.8	7.6
豆浆	4	6.8	0.8
土豆	16	1.9	0.7
白萝卜	6	0.6	0
菜类	2~4	2	0.1~0.3
瓜类	2~6	0.4~1.5	0.1~0.3
花生	22	26.2	39.2
瘦猪肉	1.1	16.72	8.8
鸡肉	0	23.3	1.2
鸡蛋	0.5	14.8	11.6
鸭	0.1	16.5	7.5
鱼类	0~0.1	13~19.5	1.1~5.2

续表

食物（100 克）	糖（克）	蛋白质（克）	脂肪（克）
河虾	0	17.5	0.6
牛奶	6	3.1	3.5
猪肝	3	20.1	4

③少量多餐：计算出每天所需食物总量后，全天食物量可按1/5、2/5、2/5，或1/3、1/3、1/3，或1/7、2/7、2/7、2/7的比例，分3餐或4餐进食。例如，男性，50岁，身高165厘米，体重60公斤，轻体力劳动者。空腹血糖7.88毫摩尔/升，餐后2小时血糖16毫摩尔/升。该患者为理想体重。

④食物多样化：不同类但营养素含量相似的食物间的交换，例如，50克大米和200克苹果可等值交换，50克瘦肉和100克豆腐等值交换，25克燕麦片和200克橘子等值交换，20粒花生与10克油或50克瘦肉等值交换，500克蔬菜与200克苹果等值交换，35克馒头与500克西瓜等值交换。原则是提倡食物多样化，接近正常人食谱。

⑤减少盐分的摄取：高盐饮食是高血压的重要致病因素，而血压升高是引起糖尿病患者因并发症死亡的主要因素之一。据调查，30%~75%的糖尿病并发症可归因于高血压。因而控制盐的摄取是糖尿病患者不可掉以轻心的，但限制食盐也不是越少越好，要根据个人的情况，视患者病情轻重及有无并发症而异。一般主食少于250克者，食盐每日2.5克；主食每日250~350克者，食盐每日3克；主食每日大于350克者，食盐每日3.5克。若烹调使用酱油，则需相应扣除盐量。在夏季丢失盐分较多或体力劳动后，可适当增

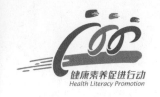

加食盐的摄入量。当糖尿病并发高血压、冠心病、肾病时，必须限制食盐摄入，每日应少于 2 克，以免加重病情。总之，要减少摄取盐分，日常生活烹饪时酱油、味精应尽量少用，使口味偏淡。同时，尽量食用新鲜食物，避免吃罐头鱼、罐头汤、罐头肉类等罐头食品，少吃咸菜、咸鱼、咸蛋等腌渍食物。

⑥合理摄取纤维素：膳食纤维素是作为糖尿病膳食的一个重要组成部分。膳食纤维素对控制血糖有重要作用，有助于肠内大肠杆菌合成多种维生素。纤维素比重小，体积大，在胃肠中占据空间较大，使人有饱食感，有利于减肥。纤维素体积大，进食后可刺激胃肠道，使消化液分泌增多和胃肠道蠕动增强，可防治糖尿病的便秘，减缓营养素的消化和吸收，降低餐后血浆葡萄糖水平，增加周围组织对胰岛素的敏感性，增加胰岛素受体的数量，刺激葡萄糖的利用。较丰富的膳食纤维素来源于水果、蔬菜、豆类、全谷类或加工少的糙米面、小麦面等。日常膳食中要多增加纤维素的摄入，尽量选择全谷、全麦食物做早点，用部分粗粮替代精细米面，每日膳食中可添加豆类食物，每日必须吃青菜。

⑦少喝酒、不吸烟：酒精含有热量，但在体内不能被有效利用。每毫升纯酒精可产生 7 千卡热量，无任何营养物质存在。糖尿病患者本身热量难以计算，饮酒可打乱和干扰饮食治疗计划的执行。酒精对糖代谢的影响与机体状态有关，营养状况佳者，可使血糖升高；饥饿和营养状况不佳时，无升血糖作用，甚至使其下降，发生低血糖。长期饮酒可引起酒精性肝硬化、胰腺炎及多脏器损害。在一定条件下适量饮用酒类还是允许的，但应有如下的条件：血糖控制良好，空腹血糖在正常值以下者；非肥胖者；无糖尿病以外其他重要慢性疾病者；无糖尿病并发症者；不需服用口服降糖药

及注射胰岛素者；肝功能正常者。

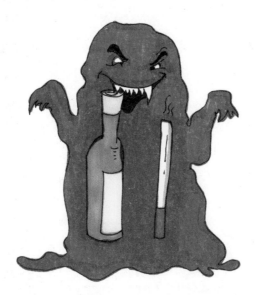

　　吸烟有损人的健康，对糖尿病患者危害更大。烟中的主要成分为烟碱，烟碱可刺激肾上腺素的分泌，使血糖升高。少量烟碱对中枢神经系统有兴奋作用，但较大量的烟碱对神经起抑制和麻痹作用。烟碱可以使心跳加快，血压升高。小量的烟碱，使冠状动脉血流量突然增加，以后则逐渐减少，因而影响心脏本身的营养。吸烟是冠心病危险因素之一，吸烟促使动脉粥样硬化。吸烟可加速很多糖尿病的并发症提早发生、发展。因此，糖尿病患者应戒烟。

　　⑧多喝水：有的糖尿病患者有一种误解，他们认为多饮多尿是糖尿病的主要症状之一，多尿又是由于多饮所造成的，所以，为了控制好糖尿病，在控制饮食的同时，也应该控制饮水。这种看法不对，这样做有害健康。对于糖尿病患者来说，血糖过高，必须增加尿量，把糖分从尿中排至体外。由于尿量增多，身体内水分大量丢失，从而刺激神经中枢引起口渴，促使患者大量饮水。也就是说，

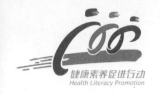
患者喝水多，是一种由于血糖升高引起的症状，是身体一种自我保护的措施。糖尿病患者如果故意少喝水，就会造成血液浓缩，过多血糖和血液中其他含氮废物无法排除，这样可能引起严重的后果。如果肾脏、心脏没有疾病，也不存在水肿及其他限制饮水的情况，糖尿病患者应注意多饮水，每日应保证1500~2000毫升水。同时，养成定时饮水的良好习惯，尤其在夏日，不要等到渴了再喝，这是糖尿病患者极容易忽视的问题。

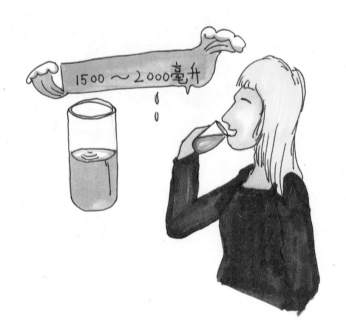

（2）食物的选择

①宜用食物：谷类食物包括米、面、玉米等，是碳水化合物的主要来源。食用荞麦面、莜麦面、二合面（玉米和黄豆面）、三合面（玉米、黄豆和面），血糖升高的速度低于精米和白面，可以作为糖尿病患者的主食长期食用。

禽肉类、蛋、乳、豆制品类，以选用瘦肉、鱼虾及豆制品为佳。肥肉、动物内脏富含饱和脂肪酸和胆固醇，应尽量少食。乳类制品除含蛋白质、脂肪和碳水化合物外，还含有丰富的矿物质和维生素，尤其是钙的含量很高，提倡经常食用。

蔬菜一般含热量很低，主要提供维生素、无机盐、各种微量元素和粗纤维。海洋植物可以提供大量碘。花叶类蔬菜含蛋白质、脂肪、碳水化合物很少，糖尿病、肥胖症和高血脂患者可以任意选用，有时可以作为充饥食物和加餐食品。而根茎菜含有大量碳水化合物，应限量选用。大量摄入蔬菜可以增加肠道的蠕动，有通便的作用。绿叶类的蔬菜、海带、萝卜、苦瓜、冬瓜、黄瓜、丝瓜、香菇可任意选用。土豆、山药、粉丝等限制食用，因为 250 克土豆相当于主食 50 克。若每日保证摄入 250 毫升的牛奶对身体更有益。

水果类一般蛋白质、脂肪含量较少，而含有较高的糖类、纤维素、果胶等。纤维素和果胶对人体没有太多营养，但有重要的助消化作用。水果中含有比其他食物中更多的维生素 C 和胡萝卜素。但由于水果含糖量较高，最好放在两餐之间或临睡前作为加餐食用，同时还要减少主食的摄入量。含糖低的水果有苹果、杏子、草莓、无花果、橙子、猕猴桃、柚子属于上乘，每 200 克的热量相当于 25 克主食；西瓜 500 克相当于 25 克主食。含糖量高的水果，包括荔枝、鲜枣、椰子，以少吃为好。

②禁用及限用食品：禁用食品包括各种糖类、白糖、红糖、葡萄糖、麦芽糖、饴糖以及糖果等。这些糖类使血糖升高的速度很快，应禁食。用这些糖而制成的各种糕点、蜜饯、果汁等含糖量较高的食物也以不吃为宜。

烹调用油尽量用植物油代替动物油，以减少饱和脂肪酸的摄

入。以不饱和脂肪酸为主，单不饱和脂肪酸：多不饱和脂肪酸：饱和脂肪酸 =1：1：1 为宜。常用食油中各类脂肪酸含量（见表5）。

表5　常用食油中各类脂肪酸含量

食油	单不饱和脂肪酸	多不饱和脂肪酸	饱和脂肪酸
菜籽油	82.8	14.0	3.6
茶籽油	82.8	7.2	10.0
米胚油	43.6	36.3	20.2
花生油	40.8	38.3	18.5
芝麻油	38.3	44.9	15.3
玉米油	27.7	57.0	14.5
大豆油	24.7	58.4	15.9
葵花子油	19.3	67.7	14.0
猪油	47.9	8.9	43.2
牛油	34.0	4.5	61.8
羊油	36.1	5.3	57.3

各种油煎、油炸、油酥食物，以及猪油、鸡皮、鸭皮应少吃或不吃。同时克服吃零食的习惯。炼乳、汽水、酒类不宜经常食用，只可作为调剂口味的佐餐食品。含热量较高的花生、瓜子、腰果、松子、核桃不宜经常食用。含糖量较高的食物如粉丝、红薯、土豆、芋头、玉米、菱角、栗子、毛豆等干豆不宜作为糖尿病患者的蔬菜，作为副食时，应减少主食的供应，并应限制数量。烹调时，盐、酱、醋、葱、姜、花椒、大料等调味品可选用，但不宜过量，以清淡为宜。尽量少吃煎、炸、爆、炒的食物，食物加工以汆、炖、熬、煮、蒸、烩、焖、凉拌为主。

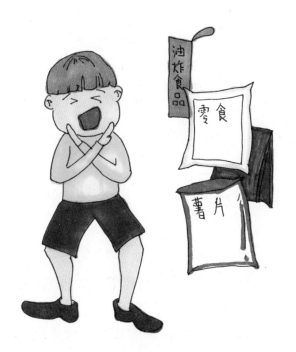

（3） 合理配餐

糖尿病患者的日常饮食，可选择多吃鱼类和蔬菜，如包菜、苦瓜、洋葱、四季豆都是很好的选择。至于豆制品如豆干、豆腐等食品也可经常食用。除了正确饮食之外，糖尿病患者最重要的是心情平和稳定，不要经常处于焦虑紧张的状态中，否则对控制血糖非常不利。为了减轻胰岛素的负担，糖尿病患者应合理安排餐次，科学配膳。患者每日至少进食三餐，有条件的可以增加餐次或加餐。每餐最好主、副搭配，做到餐餐有谷类、蛋白质、脂肪，既有利于减缓葡萄糖的吸收，促进胰岛素分泌，又符合膳食的要求。

食物要称重，包括主食、副食、蔬菜和烹调油，均应在烹调前将皮、根、骨等不能食用部分去除后称重，然后烹调。

禁止加糖，禁用甜食，如各种糖类、糖果、甜饼干、糕点、蜂蜜等含糖物质。凡含淀粉高的食物，如红薯、白薯、土豆、芋头、粉丝等，原则上不用，如需食用，应减部分主食。

不得随意加量。糖尿病患者按规定数量摄入食品，不得任意添加其他食物。如饥饿难忍，并且病情许可时，可添加体积大、热量低的食物，如青菜、白菜、黄瓜、冬瓜、番茄、菠菜、油菜、苦瓜、丝瓜、扁豆、豇豆等蔬菜补充。

限制高脂肪、高胆固醇食物，如蛋黄、动物内脏、鱼子、动物油。

水果、干果一般不宜食用，如病情稳定，可在两餐之间进食含糖10%以下的水果，如柠檬、橙子、梨等，食用量大时要减少主食量。

限制饮酒。酒精对肝脏、心血管等系统影响较大，长期饮酒可增加或提前出现并发症。

在主食中要求粗细结合，如莜麦面、荞麦面、燕麦、玉米等。因其含有丰富的食用纤维、维生素、微量元素等，不但可以饱腹，还可以调节血脂。当然，不排斥大米、白面。

（4）科学烹调

平衡膳食，是以各种食物中所含的营养素的数量为基础的，而这个数量是指烹调前的含量，因此为保证人体所摄入的实际营养素的量与设计的接近，必须注意合理烹调。

食物加工、烹调过程中肯定会造成营养素损失。洗淘可使大米损失30%～50%的维生素 B_1、约25%的维生素 B_2、50%以上的无机盐、约15%的蛋白质、40%的脂肪，以及5%以内的碳水化合物。捞饭比蒸饭损失大，因大量的营养素都溶于米汤中而丢失。面食也因制作不同而使营养素有不同的损失。煮面条蛋白质损失约为5%、水溶性维生素损失在50%以上。而蒸馒头、烙饼则损失较少。炸油条时因温度高，营养素损失严重，维生素几乎全部被破坏。

蔬菜在加工时营养素也会损失，在切菜过程中，蔬菜中的维生素C通过切口与空气接触被氧化破坏。浸泡也可使无机盐、维生素C和B族维生素损失。

洗：洗米忌用流水冲、用热水烫或用力搓洗，一般淘米不要超过3次。洗蔬菜或水果最好用流动水冲洗，不可在水中泡，先洗后切，切后不宜暴露时间过长。

切：瓜果蔬菜先洗后切，切后即食或即炒。凡可带皮食用的瓜果尽量不去皮，以免营养损失。

焯：焯菜要在不沸时放，尽量减少菜在水中的时间。焯完的菜，不要过多地挤去其中的水分及菜汁。

煮：做汤时待水沸腾再将菜下锅。煮骨头汤、鱼汤时加少许醋，可促进钙的溶解，利于吸收。

炒：炒肉类或蔬菜时，应采用急火快炒的方法，炒菜时尽量少加水，可减少水溶性维生素和无机盐的损失。可用淀粉勾芡，使汤菜粘在一起，同时淀粉还可以保护维生素C。

蒸：白肉、鱼、蔬菜等味道淡的食品，宜采用蒸的方法，等锅中的水沸腾后再蒸，可以减少营养素的损失。蒸馒头要用酵母而禁用小苏打。

炸：烹调采用炸的方式可使食物中的维生素（尤其维生素 B_1）损失严重。但若在所炸食物的表面挂糊，避免食物直接与油接触，可起到保护作用，减少营养素的损失。

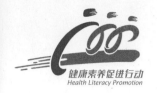
3 糖尿病的运动保健有哪些

（1）运动对糖尿病患者的作用

长期运动可促进新陈代谢，增强体质，改善肌糖原的氧化代谢及心血管功能，使最大摄氧量增加，减少心血管并发症。

Ⅱ型糖尿病患者大多肥胖，对胰岛素不敏感。通过体育锻炼，使体重下降，胰岛素受体数量上升，对胰岛素的敏感性提高，可以降低胰岛素的用量。

运动还可使肌肉更多地利用脂肪酸，降低血清三酰甘油、极低密度脂蛋白和低密度脂蛋白，增加高密度脂蛋白，增强脂蛋白酶活性，有利于预防脑动脉硬化等并发症的发生。

运动能促使安静时 80% 处于关闭状态的毛细血管更多地开放，可使肌肉血管扩张，能使肌肉的血液量增加到 20 倍。由于大量的血液进入肌肉，在血液循环的血管内的血液量相对减少，从而起到降低血压的作用。

运动可使心肺功能得到锻炼，循环及呼吸功能加强，并能强壮身体，增强免疫功能，提高抗病能力，防止感染，有利于糖尿病的治疗。

运动还可以陶冶情操，培养生活情趣，放松紧张情绪，提高生活质量。适当的体育锻炼，使人心情舒畅，有益于身心健康。

（2）运动的原则

①因人而异：运动对糖尿病患者虽是重要的治疗措施之一，但不是所有的患者在任何条件下都可进行运动锻炼，要根据自身情况而定。选择运动项目时必须根据个人的具体情况而定，包括性别、年龄、体重、平时活动量大小、糖尿病的类型、病程、血糖控制水平、药物治疗情况以及锻炼场所等条件，但对任何一位患者来说，都以选择适量的、全身性的、有节奏的锻炼项目为宜。

首先，患者应注意运动的方式及适宜的运动量，如剧烈的体育锻炼，过长的锻炼时间，以及过度伸屈或倒立性运动就不适合老年或有较重并发症的患者，否则有可能引起脑血管意外、心肌梗死和眼底出血等情况。而年纪较轻，又无严重并发症的患者，如果仅采用短时间的散步，或是站立不动的气功，则很难达到体育锻炼的目的。

其次，主张选择有节奏的全身性运动，使全身各处都能得到锻炼，如做操、打拳、慢跑、较长时间的快走、打羽毛球或乒乓球，特别是跳交谊舞、中老年迪斯科或扭秧歌等，伴随着有节奏的音乐或鼓点，既能锻炼全身，运动量适宜，又令人感到很有兴趣，有利于长期坚持，是一类很适合于糖尿病患者采用的运动方式。

糖尿病患者在下列情况下不能进行体育运动锻炼：

并发急性感染，活动性肺结核患者。

合并严重肾并发症，运动时会增加蛋白尿，加重肾病的发展，不宜参加运动。

伴有严重高血压和缺血性心脏病的患者，因为运动会使血压暂

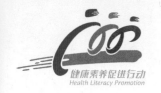
时升高和加重心脏负担，甚至诱发心绞痛或心肌梗死。这些患者不宜参加运动。平时活动也应注意，不可过量。

重型糖尿病患者，在清晨没有注射胰岛素时不要进行体育锻炼，以防发生酮症酸中毒。

应用胰岛素治疗的患者，在胰岛素发挥作用最强的时刻，如上午 11 时不要进行体育锻炼，以防发生低血糖。

在注射胰岛素后，吃饭以前也要避免体育活动，以防低血糖发生。

有视网膜病变的患者，运动量过大会加重眼底病变，增加眼底出血的机会。

②量力而行：运动量不能用运动时间来衡量，因为运动项目的不同，达到运动量的时间也不相同。运动量用心率计算是比较简单而实用的。一般可在运动结束后立即数脉搏，可以数 15 秒钟，然后乘以 4 便得出每分钟心率。运动中的心率保持在（220－年龄）×（60%～85%）的范围之内，即可认为是运动量比较合适。例如，一个 60 岁的人，他或她的运动后心率范围＝（220－60）×（60%～85%）＝96～136 次/分钟比较适宜。也有人主张用更为简单的方法，直接用 170－年龄作为运动中适宜的平均心率，60 岁的人平均心率应在每分钟 110 次上下。

③运动量的选择

以减肥为目的：坚持每日上下楼梯（或中速跑步）60～90 分钟，或以普通速度步行 2～3 小时。

以降低血糖为目的：将每天摄入能量的 10%～15% 左右列为运动中的消耗。例如，50 公斤的成人做 20 分钟运动，上下楼梯（或中速跑步）消耗 100 千卡，普通速度步行消耗 50 千卡，游泳消耗

200 千卡。

达到安全运动强度：即运动中最大脉率的 60%。简易计算法：170 – 年龄。

以代谢控制指标衡量：定期复查空腹、餐后血糖及糖化血红蛋白，达到理想控制为佳。

循序渐进：运动时要遵守三部曲

①运动前热身：正式运动前先做 15 分钟左右的热身运动，这样可以使肌肉先活动起来，避免运动时肌肉拉伤。例如，在跑步或快走前先缓缓地伸腰、踢腿，然后慢走 10 分钟左右，再逐渐加快步伐，使心率达到要求频率。

②逐渐增加运动量：在整个运动过程中，肌肉需要更多的氧气和葡萄糖的供应，因此，血液循环加速、心跳加快、呼吸加深、小血管扩张，从而保证氧气和葡萄糖的供应，一般情况下应保持运动 20~30 分钟。在开始执行运动计划时，可以先保持运动 5~10 分钟，然后逐渐加量，一般在 1~2 个月内将运动时间延长到 20~30 分钟。

③逐渐恢复：运动即将结束时，最好再做 10 分钟左右的恢复运动，而不要突然停止。例如，在慢跑 20 分钟后，再逐渐改为快走、慢走，渐渐放慢步伐，然后伸伸腰、压压腿，再坐下休息。

持之以恒：持之以恒的运动对糖尿病患者的治疗有益。因为运动所产生的积极作用有利于糖尿病的治疗，如胰岛素受体数目及亲和力的增加，极低密度脂蛋白的下降，高密度脂蛋白的增高。

（4）运动项目的选择

①运动方式分为两种：一种为无氧运动，是短时间的力量性项

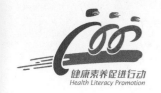
目，如短跑、举重，其消耗的能量直接来自肌肉内储存的糖原酵解；另一种为有氧运动，是长时间持续进行，比较缓和的耐力性项目，例如，长跑、散步、太极拳、自编体操、骑自行车、慢跑、跳绳、爬楼梯、游泳、步行、跳舞等。消耗了体内储存的糖原后，人要靠吸入大量的氧气，在体内进行"燃烧"，供给能量。有氧运动的代谢特点是强度低、有节奏、不中断和持续时间较长。一般来讲，它对技巧要求不高，因而方便易行，容易坚持。因此，很适合长期需要运动治疗的糖尿病患者。

②有氧运动的好处：

增加人体循环血量：氧气在体内是靠血液供应到身体各部位去的，血量提高也就相应增加了氧气的输送能力。同时，循环血液总量的增加相应地降低了血糖浓度。

增强肺功能：有氧代谢运动时呼吸加深加快，从而提高肺的气体交换量，提高吸入氧气的能力，这对保护肺和防止糖尿病患者出现肺部并发症有利。

改善心脏功能：氧气吸入肺部后，要靠心脏按压才能由血液输送到全身。有氧代谢运动使心肌强壮，每次排出更多的血液，并且提高血液中对冠心病有预防作用的"好胆固醇"——即高密度脂蛋白的比例。如能坚持经常做有氧代谢运动，则会减少心脏病的发生。

减少脂肪：体力活动不足可导致脂肪在体内蓄积，增加体重，导致肥胖。肥胖可增加冠心病、高血压、糖尿病发生的可能性。有氧代谢运动再加上适当控制饮食对控制糖尿病非常有利。

改善心理状态：糖尿病患者需要好心情，经常参加轻微的有氧运动，可防止情绪抑郁、心情不快、烦恼忧闷，使患者情绪饱满，精神放松，处于对生活充满信心的状态，这是糖尿病患者很需要的精神状态。

降低血糖：人在运动时需消耗血糖，使血中的葡萄糖多输送到各组织上去，有利于降低血糖。运动是治疗糖尿病的好方法，患者对此不可轻视。

③散步锻炼：散步有很多种方式，一般分为缓步、快步、疾步和自由步等。糖尿病患者可根据自己的年龄、身体情况和血糖水平等选择适合自己的散步运动方式。

为使散步能够达到保健的目的，必须做到姿势正确：头部要正并且抬高，颈部放松，双眼注视前方，保持自然状态。肩膀向下向后放松，挺胸，不要驼背。腹肌轻轻收缩，放松手臂并且前后自然摆动。步伐舒适自然，采用大小适当的步伐。姿势正确，才能不觉劳累并且有利于达到锻炼的目的。如果姿势不正确，不但容易疲劳，还会出现对机体某一部分的伤害。行走时，头和上半身及双臂可以轻轻摇摆，但不能动作过大，以免步态不稳和引起疲劳。

普通散步法：每分钟约行 60～70 步，适合 60 岁以上的老年糖尿病患者及血糖不稳定的患者。每次散步行走 30～50 分钟，每天走 2 次，上午 10 点以后或下午 4 点以后，也可晚上 7 点以后，散步不会引起低血糖反应，可稳定情绪，消除疲劳，有利于稳定血糖。

快速步行法：每分钟约行 120 步左右。快步走适合 60 岁以下的糖尿病患者。快步走易引起低血糖反应，运动时要携带一些糖果，在感到不适时食用，可防止低血糖反应发生。快步走不要一开

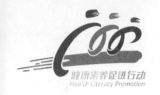
始就快行，要先慢步，过一会儿再快步走。当你感到情绪低落、对什么事情都提不起劲时，不妨快步走上十几分钟，就能使心理恢复平衡。

疾步：每分钟走 150 步以上。此运动形式适合身体比较健康，血糖波动不大的糖尿病患者，尤其适用于轻型单纯饮食治疗的糖尿病患者。

自由步：散步时完全随意，且走且停，时快时慢，有同行者则边走边谈，或走一段路后停下来休息一会儿，再接着走。这种散步方式对各种糖尿病患者都适合，使人感到轻松愉快，不易劳累，但运动量比较小。有些患者可采取其他散步形式与自由步结合进行。

定量步行法（又称医疗步行）：在 30°斜坡的路上散步 100 米，以后渐增至在 50°斜坡的路上散步 2000 米，或沿 30°~50°斜坡的路上散步 15 分钟，接着在平地上散步 15 分钟。此法适用于糖尿病、心血管系统慢性病和肥胖症的患者。

快慢步行：步行速度可采取快慢结合的方式，先快步行走 5 分钟，然后慢速行走（相当于散步）5 分钟，然后再快行，这样轮换进行。步行速度亦可因人而异：身体状况较好的轻度肥胖患者，可快速步行，每分钟 120~150 步；不太肥胖者可中速步行，每分钟 110~115 步；老年体弱者可慢速步行，每分钟 90~100 步。开始每天 30 分钟即可，以后逐渐增加到每天 1 小时，可分早晚 2 次进行。

摆臂散步法：步行时两臂用力向前后摆动，可增进肩部和胸廓的活动，适用于呼吸系统慢性病的患者。

摩腹散步法：一边散步，一边按摩腹部，适用于防治消化不良和胃肠道慢性疾病。

④游泳锻炼：

治疗功效：对多种慢性疾病有一定的治疗作用，而且还有其独特的治疗价值，主要有以下几点：

一是游泳集中了阳光浴、空气浴和冷水浴对人的所有疗效，是在良好的自然环境中进行的体育运动项目。

二是游泳是一种全身性的锻炼，它对疾病也是一种综合性、全身性的治疗。通过游泳，可增强人体神经系统的功能，改善血液循环，提高对营养物质的消化和吸收，从而能增强体质，增强对疾病的抵抗力，并获得良好的治疗效果。

三是游泳能增强人体各器官、系统的功能，慢性病患者通过游泳可增强器官、系统的功能。

运动量的掌握：游泳只有科学地掌握运动量，才能使每次锻炼既达到锻炼的目的，又不至于发生过度的疲劳和不良反应。掌握游泳运动量的方法有多种，但对普通游泳爱好者来说，最为简便的方法是根据游泳者脉搏变化的情况，来衡量运动量的大小。我国正常人安静时脉搏频率为每分钟 60 ~ 80 次。经常游泳的人，安静时脉搏频率较为缓慢，为每分钟 50 ~ 60 次。对普通的游泳爱好者来说，每次游泳后，脉搏频率达到每分钟 120 ~ 140 次，此次锻炼的运动量则为大运动量；脉搏频率为每分钟 90 ~ 110 次，则为中运动量；游泳锻炼后，脉搏变化不大，其增加的次数在 10 次以内，则为小运动量。游泳运动量，要因人而异，量力而行。

⑤慢跑锻炼：跑步是一项方便灵活的锻炼方法，老幼皆宜，已成为人们健身防病的手段之一。

跑步与健身：

一是锻炼心脏，保护心脏。坚持跑步可以增加机体的摄氧量，增强心肌舒缩力，增加冠状动脉血流量，防止冠状动脉硬化。

二是活血化瘀，改善循环。跑步时下肢大肌群交替收缩放松，有力地促进静脉血回流，可以减少下肢静脉和盆腔瘀血，预防静脉内血栓形成。

三是促进代谢，控制体重。控制体重是保持健康的一条重要原则。因为跑步能促进新陈代谢，消耗大量血糖，减少脂肪存积，故坚持跑步是治疗糖尿病和肥胖症的一个有效"药方"。

四是改善脂质代谢，预防动脉硬化。血清胆固醇脂质过高者，经跑步锻炼后，血脂可下降，从而有助于防治血管硬化和冠心病。

五是增强体质，延年益寿。生命在于运动，人越是锻炼，身体对外界的适应能力就越强。

跑步方法：健身跑应该严格掌握运动量。决定运动量的因素有距离、速度、间歇时间、每天练习次数、每周练习天数等。开始练习跑步的体弱者可以进行短距离慢跑，从50米开始，逐渐增至100米、150米、200米。速度一般为100米/30秒钟~100米/40秒钟。

一是慢速长跑。这是一种典型的健身跑，距离从1000米开始。适应后，每周或每两周增加1000米，一般可增至3000~6000米，速度可掌握在6~8分钟跑1000米。

二是跑行锻炼。跑30秒钟，步行60秒钟，以减轻心脏负担，这样反复跑行20~30次，总时间30~45分钟。这种跑行锻炼适用于心肺功能较差者。

三是跑的次数。短距离慢跑和跑行锻炼可每天1次或隔天1

次；年龄稍大的可每隔 2～3 天跑 1 次，每次 20～30 分钟。跑的脚步最好能配合自己的呼吸，可向前跑 2～3 步吸气，再跑 2～3 步后呼气。跑步时，两臂以前后并稍向外摆动比较舒适，上半身稍向前倾，尽量放松全身肌肉，一般以脚尖着地为好。

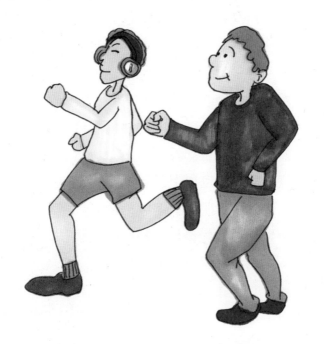

（5）运动时间的选择

为避免对消化系统功能的影响，体育锻炼最好在进餐结束后 30 分钟以上再进行。晚餐后的体育锻炼值得提倡，因为中国人多半进晚餐比较多，而且多数人晚餐后就是看报纸或看电视节目，体力活动很少，这对降低血糖和减轻体重十分不利。

原则是：坚持"三定"，包括定时定量地进食、定时定量地运动和定时定量地使用降糖药物，这里特别要强调的是体育锻炼的定时定量，只有做到这一点，才能真正达到体育锻炼的目的。具体

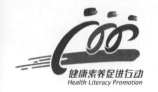
如下：

①饭后 1～2 小时参加运动：这时血糖较高，不易发生低血糖。不要在饭前空腹运动，本来体内血糖较低，再运动会出现低血糖症状。

②避开药物作用高峰：避免在用胰岛素或口服降糖药发挥作用最强时运动。如在注射短效胰岛素和用降糖药后 1 小时左右不要参加运动。因为运动既消耗葡萄糖又增加血液循环，从而加大了药物降糖作用，易发生低血糖。

③选择适当注射部位：胰岛素的注射部位尽量不要在大腿、上肢等运动时强烈用力的部位。

④调整药量：从事中度以上的运动且运动持续时间长时，可适当减少运动前胰岛素和口服降糖药的剂量。

⑤适时补给食物：如果参加运动的时间较长，可在运动前及运动中间适当进食，也可避免发生低血糖。

⑥监测血糖：有条件的话，可在运动前后用血糖仪各测一次血糖。这至少有两个好处：及时发现低血糖，及时调整血糖。了解哪种运动形式及多大运动量可降低血糖及降低的程度，有利于调整运动形式和运动量。

⑦防止运动后低血糖：因长时间大运动量的运动，如郊游、爬山等运动降糖作用持久，故在运动后 1～2 小时以内还有发生降糖的可能，所以，要在运动结束后适当加大饭量。

⑧学会低血糖自救：运动中出现低血糖时要采取自救措施。比如在运动中出现饥饿感、惊慌、出冷汗、头晕及四肢无力或颤抖现象，就是低血糖先兆，此时应采取以下自救措施：

立即停止运动，并服下随身携带的糖果等食物。一般再休息10

分钟左右即可。

若 10 分钟后症状未能缓解，可再服糖果等食物，并设法去医院检查治疗。

若有条件，运动前可准备胰高血糖素针剂，并随身携带，出现低血糖时自己注射或由他人照说明注射，对缓解低血糖有良效。

（6）运动时注意事项

①确保安全：

为防止低血糖，不要在空腹时运动，运动时随身带些糖果，发生低血糖反应时即进食。

防止损伤，注意运动周围环境，穿着鞋袜柔软舒适。

防寒防暑，看天气行事，注意添减衣服，适可而止。

心肺异常者，出现气促、心悸时，应停止运动。伴有心功能不全、冠状动脉供血不足、活动后心律紊失常加重者，以及伴有严重高血压者（血压 >180/105 毫米汞柱）等要慎做运动，最好在运动前咨询专业医务人员，制定切合实际的运动计划。

②起床后莫急于运动：有的朋友喜欢起床后立即开始锻炼。可是，早晨刚起床时，人体的各脏器还没有进入"战备状态"，难以适应大强度的运动，因此，需有一个逐步调整的过程。不妨在起床后稍休息片刻，做些简单的家务，然后再出去晨练。

③晨练要在日出后：很多朋友在天不亮时就已走出家门开始锻炼了，这样做确实不太可取。因为黎明前或天刚蒙蒙亮时，空气并不新鲜，空气中的二氧化碳浓度还比较高。日出后，植物才开始进行光合作用，氧气逐渐释放，空气质量才被逐渐"改良"。所以，运动医学专家一般都建议太阳出来后去运动。

另外，早晨气温低，室内外温差悬殊，这会儿出去锻炼，容易

受寒感冒，或者使哮喘病、慢支、肺心病等病情加重。所以春天，不妨把晨练变成上午锻炼。吃过早饭后，歇一会儿再出去运动。这样就不用担心低血糖的发生了。

④准备活动不可忽略：运动前要做准备活动，活动腰部与四肢，搓搓手，揉揉脸和耳朵，全身的血液循环畅快了，再进行下一步的运动，这样也可以避免扭伤和拉伤。

⑤选择合适的运动项目：年纪大的人可以选择慢跑、散步、舞剑、打太极拳或做保健操。中年人可选择慢跑、爬山、打球。年轻人可选择跑步、跳绳、打羽毛球或做广播操等。

⑥不要疲劳出大汗：春季锻炼时，不妨做小运动量的活动，因为活动量过大，出汗过多，皮肤毛孔松弛，一旦被冷风吹到，极易着凉、感冒，或者诱发上呼吸道疾病。如果运动后感觉心情舒畅、精神愉快，虽然有轻度的肌肉酸胀、疲劳，但没有气喘吁吁、四肢乏力、心悸等不良症状的话，就说明运动量比较合适。

⑦注意防寒保暖：早春气候多变，户外锻炼时要注意防寒保暖，以免出汗后受凉。如果运动量过大，出了很多汗，一定不要为了凉快而脱下衣服或在风口处休息，以免伤风受寒。锻炼后，要用干毛巾擦干身上的汗水，并及时穿好御寒的衣服。

⑧注意加强监护：如果很久没有运动，那么在开始运动时要从小强度开始，并留意自己有没有什么不适的感觉。如果条件允许，最好还是在运动前后检测一下血糖，做到心里有数。心、肝、肾等脏器有严重疾病者，在医生同意的情况下才能进行锻炼，并且只适宜进行时间较短、强度较小的运动。

⑨雾天最好不晨练：在空气湿度大的地方，早晨有雾是很常见的。这时，最好暂停户外晨练，在家里先做一些柔韧性的锻炼，等

雾散了，再出去运动。

⑩休息一会儿再进食：运动时，全身血液重新分布，胃肠的血液量减少，蠕动减弱，各种消化液分泌大大减少，如运动后立即吃饭，易患消化不良等胃肠疾病。因此，提倡不空腹运动，在晨练前一般都应吃些食物。如果没有发生低血糖的可能，就在运动后歇一会儿再吃东西。要是觉得要发生低血糖，那还是应按低血糖的处置方法进行处置。

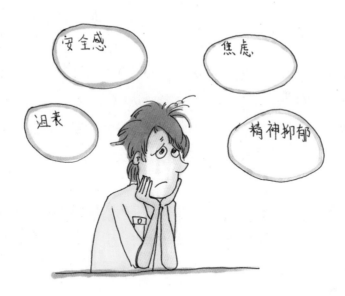

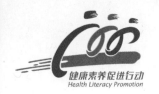

4　糖尿病的心理保健有哪些

（1）糖尿病患者常见的心理障碍

①焦虑症：这是糖尿病患者较常见的一种症状。主要是患者由于对糖尿病治疗过程中的各种"麻烦"和"限制"估计不足，缺乏信心，进而对糖尿病引起的并发症过于担心、恐惧和思虑过度。焦虑症可分为精神性焦虑症和躯体性焦虑症。前者表现为情绪焦虑、紧张恐惧、无故担心、坐立不安，常为小事激动、生气、失眠、心情烦躁，后者表现为心慌、气短、手脚发抖、头痛、无力、肢体麻木、食欲不振等。

②精神抑郁：以患者长时间（15天以上）持续的情绪低落、心情压抑和悲观失望为主要特征。患病后心理应激引起矛盾冲突，易产生焦虑、束手无策，甚至绝望等悲观的情感。常具有悲哀的、冷漠的心境。这些患者情绪低落、记忆力减退、注意力不集中，对治病失去信心。具体表现为心理忧郁苦闷、无精打采、失眠早醒、愁容满面、唉声叹气、对任何事物都不感兴趣，甚至厌世，有生不如死之感，生活能力明显下降，严重影响了患者的治疗。

③脆弱、易激动：表现为行为、情感退化，不能忍受疾病带来的压力和痛苦，顾虑疾病给自己家庭、工作和前途带来影响，因此，常常感到周围的一切都不顺心。

④孤独和不安全感：患糖尿病后担心受到单位或家庭的冷落或别人的鄙视，表现出固执与否认，这两种心理在患者身上常相伴，表现为固执己见，不承认患病的现实，拒绝治疗，不吃药等。

⑤沮丧心理：糖尿病患者经受长期疾病的折磨，极易产生忧郁、不悦的心情。患者虽多方求医，疗效仍不佳，患病给工作、家庭等带来诸多影响。这些都会使患者产生情绪低落、孤独、失望或者牢骚满腹、易怒、万事不如意等心理。沮丧心理产生的情绪，可使人的生理活动失衡，导致神经功能失调而加重病情。伴有忧郁、悲观情绪的患者还容易引发失眠、头痛等症状。

（2）不同年龄段糖尿病患者的心理改变

青少年对疾病的反应较强烈，在无思想准备的情况下，易产生好强和固执的心理。往往不愿正视现实，不愿屈服疾病，不按规矩治疗，因此给疾病的治疗带来困难。在行为上可能表现为易怒、脾气暴躁，有的急于求成，不遵医嘱，过量服药，影响了疾病的控制和治疗。但当疾病缠身，无力支持时，又可能因受挫折产生自暴自弃，极易产生悲观心理。往往流露出对前途渺茫感，易产生轻生行为，拒绝他人的照顾和治疗。有这种心理的人，还常伴有破罐子破摔的心理情绪。为了上学、求职，为了不受社会的鄙视，把自己的病情隐瞒起来，造成精神和心理的巨大压力。

中青年人正是干事业，出成绩的黄金时期，强烈的工作责任感和事业心会使他们忽视疾病。也有的人患病后比较忧郁，认为疾病

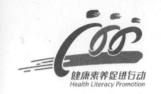
给家庭带来许多困难，给工作带来一定损失，产生牵挂家人和工作的责任感，考虑过多，显得忧心忡忡。

40～60岁这一年龄段的人，生理和心理状态比较稳定，但由于社会和家庭的重负使他们不得不耗费和付出。从他们的生理和心理发展过程看，也正处于"多事之秋"时期。这一时期，生理和心理都有很大的变化，男性往往比较敏感，多疑虑、焦虑紧张。女性更年期，自主神经功能紊乱，出现发热、头痛、眩晕、心悸、胸闷、手足出汗、关节疼痛等。生理的变化和身体的不适应可引起情绪不稳、焦虑加重、多疑、抑郁、爱争吵、易冲动等心理反应。

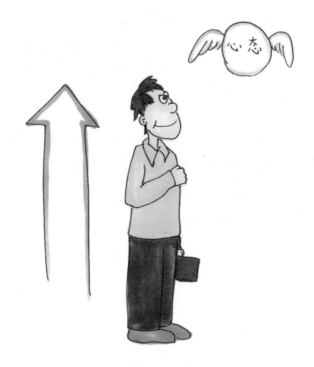

老年人的心理特点主要表现为离退休后有一种失落、茫然和空虚感，再加上病魔缠身，便会产生颓废、孤独无望心理，真的会认

为老之将至，生命休矣。情绪调节对老年人的身心健康有重要的意义。研究者认为，一切对人的不利影响中，最能致人短命夭亡的是恶劣的情绪，如忧虑、颓废、惧怕、嫉妒、憎恨、怯弱等。

（3）调整不良心态

患了糖尿病后，需长期饮食调理与进行各种烦琐的治疗和检查，这给工作、生活确实带来很多不便和苦恼。尤其当患者知道糖尿病将终生伴随自己时，心情很是沉重。糖尿病的不可根治性和各种严重并发症所造成的不良后果，在患者的心灵上罩上一层阴影，产生恐惧情绪，随之而四处求药、八方投医。这种求医心切的心理，一则会延误治疗，导致病情加重，二则期望往往落空而陷入迷茫之中，极易产生消极心理。这样的患者常不能主动配合医生，给临床治疗带来困难。有的患者对自己的病毫不在乎，无所顾忌，我行我素。有的患者则表现为精神萎靡，情绪低落，甚至拒绝治疗。大多数患者的情绪受血糖、尿糖指标所左右，当指标正常或接近正常时，认为完全治愈了，便放松饮食治疗，甚至自己停服降糖药物。当指标急剧上升，症状重现时，情绪又紧张恐惧。这种类型的患者情绪波动很大，不利于病情的控制。

对待糖尿病，在很大程度上取决于自己的态度。如果你对自己的疾病非常重视，你身边的人就会以相同的方式重视你和帮助你。相反，如果你对自己的病听之任之，那么原本关心你的人渐渐地也会变得和你一样。因此，当你现在想测血糖或注射胰岛素时，那就尽管去做吧，不用担心别人会因此多等你一会儿。

（4）以平静的心态对待疾病

糖尿病患者对待糖尿病应该采取"既来之，则安之"的态度，

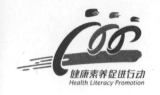

保持心情舒畅、开朗和平静。要采取"战略上藐视，战术上重视"的原则。患了糖尿病不要惊慌失措，更不要产生恐惧心理。首先要接受糖尿病教育，掌握糖尿病防治的基本知识，树立战胜疾病的坚定信念。在具体防治措施上与医生积极配合，要一丝不苟，认真对待。要记住目前糖尿病还不能根治，要控制糖尿病病情，首先靠的是自己，无论何时何地都不能忘乎所以，不能今天严格控制饮食，明天又大吃大喝。

心理治疗对糖尿病病情控制至关重要，如精神紧张可能造成病情波动，而血糖的波动又会引起精神紧张，结果陷入恶性循环的怪圈。精神紧张、焦虑忧虑、愤怒、恐惧都会使体内升血糖激素浓度急剧升高，从而使血糖水平上升，血脂分解加速，酮体增加。反过来，由于血糖升高，酮体增加会进一步刺激交感神经，使其兴奋，进而又会使患者心慌意乱，加重心理负担。对于这种情况，应采取双管齐下的方法加以处理。一方面要劝导患者保持思想乐观、情绪稳定、心理平衡、处事冷静、待人宽厚。另一方面积极寻找出引起病情波动的主要原因，并给予及时纠正，尽快使血糖得到满意的控制。因此告诫广大糖尿病患者，保持心态平静。

（5）克服不良情绪的影响

①勇敢地面对人生：患糖尿病后的最初反应通常就是否认，拒绝接受现实。首先会让大脑确信所发生的一切都不是真的，以便腾出时间来接受这个突如其来的打击。这种现象就是"否认"。否认是一种正常的本能反应，但长时间拒绝接受身患糖尿病这一现实，就会延误对疾病的治疗和保健。"否认"是一种短期的正常反应，应该认识到糖尿病既是一种严重的疾病，也是能够治疗的疾病。治

疗结果如何，完全取决于自己的努力。

②克服低落的情绪：糖尿病更容易因情绪低落而发生抑郁症。无论是正常人还是糖尿病患者，都会有情绪低落、忧郁和失望的时候，只有当这种状态持续过长时间时，才会转变成忧郁症。患上了糖尿病这种慢性疾病，很难使自己心情愉快，甚至会有自暴自弃的念头，常使一些青年患者非常痛苦。其实，每一个人的生活中都会有不幸和挫折，为什么不能勇敢面对人生的挑战呢？以下方法可克服低落的情绪：

躲避法：想办法脱离生气环境。

转移法：唱歌、跳舞、听音乐、看电视或做其他有趣的事情。

释放法：向自己可以信赖的人倾诉。

控制法：以个人修养稳定情绪。

升华法：把气化为干工作、干事业的动力。

安慰法：找个合适的理由自我安慰。

让步法：对非原则性的鸡毛蒜皮的小事要谦让、礼让、忍让，要知道"大肚能容，了却人间多少事，满腔欢喜，笑开天下古今愁"。

（6）缓和精神紧张的 8 种方法

① 消除精神紧张：每当发怒或沮丧时，便会消耗体内能量。当然，人们无法控制身边发生的事情，但可以控制自己的反应。当精神过分紧张疲劳的时候，应当停止一切工作，打开录音机，欣赏一曲美妙的旋律。高歌一曲则更是有效的舒展方法，会顿时感到头脑清醒，精神振奋。

②定下目标：有些人生活没有目标，每逢遇到突变时便会感到

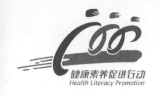
精神紧张。只要生活有目标，便可以控制自己的生活。可以计划一年后想达到的理想，接着便是五年后的。开始的时候应按实际情况计划日常的小目标，然后向大的目标迈进，要不时检查目标。如有需要，还应按生活的转变重新制定目标。

③确定工作次序：做事之前应预先有周详的计划，按事情的重要程度列出工作先后次序表，集中精力处理重要的事情，不要浪费精力做无谓的事情。

④忙里偷闲：关门静养片刻，不想事情，不听电话，更不要考虑时间的流逝，使大脑得到短暂的充分休息，调换情绪。这样不但不会影响工作，反而会大大提高工作效率。尽管手头工作很忙，如果精神疲惫不堪，也不妨放松一下自己，把工作放在一边，双手放在桌子上，头靠双臂，小睡几分钟。在每日的工作中，忙里偷闲数分钟，有助松弛神经，对四周发生的事情有更清醒的见解。每周安排娱乐、消遣或运动的时间。经常运动是缓和精神紧张的良方。身体健康使人精神焕发，改变人对周围事情的看法。

⑤思想积极：思想积极有助加强自信，控制情绪。消极的想法通常只会带来不良后果。不要说"我无法做到"，应该说"我可以做得到"。这样久而久之，就会惊讶自己的办事能力大大提高了。

⑥培养幽默感：笑容是消除精神紧张的最佳良方。当你能幽自己一默时，身旁的人都会消除紧张，你自己也可以松弛神经。

⑦与人沟通：如果长期把自己的各种情绪变化憋在心中而不说出来，很容易导致心理障碍和抑郁症。因此，应经常找关心你的朋友和亲人聊天，或找心理医生咨询，说出自己的感受和忧虑，这样可以缓和紧张情绪。

⑧处事果断：当在工作生活中遇到困难时，应有多项选择，可以做出决定时，应果断决定，不要拖拖拉拉，以免影响情绪。

（7）心理治疗

糖尿病患者心理治疗的重点是改善自己的情绪状态，克服消极情绪反应。心理治疗对糖尿病患者十分重要。

患者要了解糖尿病的来龙去脉，了解糖尿病的发生、发展和转变的规律。如何自我检测、自我护理，如何积极配合医护人员，双方共同努力切实控制好糖尿病的病情，从而提高自己的生活质量。

患者要知道，如果没有良好的心理状态和稳定的情绪，就不利于糖尿病病情的控制。无论是遇到家庭还是社会上不顺心的事，都要有冷静的头脑、平静的心情，心平气和地去处理，尽量做到避免心理和精神上的强烈刺激。因为"喜怒不节"的情志失调会导致血糖的波动，对控制糖尿病病情不利。

（8）自我心理调节和化解

①首先要明确：到目前为止国内外还没有找到能彻底根治糖尿病的办法。但是，糖尿病又是能被控制好的疾病，只要面对现实正视它，科学地对待它，按照本书讲的内容和要求认真去做，血糖肯定会降下来，糖尿病的并发症也就随之可以避免产生，已产生的并发症也可以避免其继续发展或使其发展减慢。拒绝、愤怒与悲伤等情绪反应都是糖尿病患者的正常反应，要树立信心，相信自己有战胜疾病的能力。

②精神放松：有些糖尿病患者常问医生："我的病情严重吗？"我们可以肯定地回答：不论病情轻重，只要科学地对待它，千方百计把血糖降下来，疾病就不会往严重的程度发展。不论病情如何

轻，如果听之任之，不认真规范地治疗，血糖控制不好，糖尿病的并发症会越来越多，越来越重，最后会出现不可逆的后果，到那时悔恨已晚。

③不要存在错误观念："能吃能喝不是病"这是一种错误观念，这种观念害了不少人，糖尿病就是吃出来、喝出来的疾病。尽管刚刚患了糖尿病3~5年也不至于致残或丧命，但是一定要知道：从血糖升高的第一天起，糖尿病的并发症就开始了，一旦出现了临床表现、功能障碍，治疗就十分困难了。

④培养有规律的生活节奏，建立新的生活规律：糖尿病患者由于自身的胰岛素分泌不足，不能适应生活中的各种变化，因而血糖就会时高时低地变化。如果把生活起居、饮食、运动安排得非常有节奏、有规律，血糖就不会大幅度的变化。有些人在患糖尿病以前生活无规律，患了糖尿病以后，应当把自己的生活安排好、建立新的生活规律，才能保证治疗糖尿病的效果。

⑤加强体育锻炼：糖尿病患者要加强体育锻炼，一方面提高机体的抵抗力，同时培养自己的自控能力。人们往往在行为被限制后会出现逆反心理，这是完全可以理解的，比如平常未必想吃水果，现在得了糖尿病要限制吃水果，反倒特别想吃了。控制饮食、禁烟限酒是治疗糖尿病重要的方面，因此，不要受人引诱，什么"偶尔抽一支烟没关系"、"多吃一次没关系"往往有一次就能出现第二次、第三次，失去控制，最后导致病情得不到控制。

⑥情绪要保持稳定：情绪波动会导致血糖的升高。情绪的自控是非常重要的，需要长期的磨炼，只要时刻有这种"自控意识"，一定会有收益。要避免家庭矛盾，不要大事小事都生气，要心胸开

阔，大事多商量，小事不计较。工作上的事情要以奉献为荣，不要重名利地位。保持情绪稳定，有利于糖尿病病情控制。

⑦要克服思想麻痹：随着患病时间的延长，自己对疾病重视的程度逐渐淡漠了，饮食控制不严格了，自我监测也不认真做了，药也不按时吃了，血糖也不查了，甚至像没得糖尿病的时候一样，不管不顾了，这样只能是导致血糖不能控制，加速糖尿病并发症的发展。要避免这种悲剧的发生，一定要克服对慢性病的思想麻痹，永远保持对疾病的重视程度。通过长期的医疗实践，更多地学会观察病情、了解病情的方法，掌握治疗疾病的知识和技能，把自己的命运掌握在自己的手中，提高自己的生活质量。

⑧生活要丰富多彩：糖尿病患者要与人多交往，参加有益的活动。丰富多彩的生活会使人心情舒畅、精神愉快，解除对疾病的紧张与烦恼，对降血糖是非常有益的。与更多的人交往，尤其与糖尿病病友交往，可以相互探讨控制糖尿病的经验、体会，还能交上知心朋友，相互鼓励，相互帮助，会有更多的情趣。

⑨不受巫医巫药的欺骗：糖尿病患病久了，而且长期病情控制不理想，患者往往会产生急躁情绪，在有些情况下往往缺乏科学分析的头脑，受巫医巫药的欺骗。有些人对正规医生的话半信半疑，对"偏方"却非常信任，尤其是对"能根治糖尿病"的偏方感兴趣，结果延误了病情。

⑩正确看待保健食品：一定要认清该产品是否经过国家有关部门批准。有些厂家将保健食品当成"药"去宣传和使用。这就要求患者要善于识别真假，不要受广告的误导。保健食品有一定的保健功能，但毕竟不是药，应该与药物区别开来。保健食品不能代替药

品，但保健食品可以食用，根据保健食品不同的功能，食用可能对疾病有辅助的治疗作用。

⑪胰岛素治疗不会上瘾：胰岛素是治疗糖尿病较为理想的药，其缺点是要采取注射方式给药，太"麻烦"。常可听到有人说："打胰岛素会上瘾的，用上胰岛素就撤不掉了"。这种说法是不正确的。首先胰岛素不是成瘾药，"用了胰岛素就撤不掉"是把因果关系弄颠倒了。Ⅰ型糖尿病或Ⅱ型糖尿病用口服降糖药失效后，或有严重并发症者不得不用胰岛素治疗。Ⅱ型糖尿病处于应激状态时，如妊娠糖尿病分娩前或糖尿病患者的哺乳期应使用胰岛素，待应激状态过去，分娩后或停止哺乳后完全可以停用胰岛素。适时地使用胰岛素治疗糖尿病，防止并发症是极为重要的。

⑫感人的家庭力量：糖尿病患者常会担心自己将成为家庭的负担，常会担心自己会给整个家庭的生活带来不便。记住，你永远是家庭中不可缺少的一员，家人永远都需要你。如果你是一位患了糖尿病的父亲或母亲，一定要记住，你对糖尿病的态度将会影响到孩子今后如何对待人生道路上的各种挑战。如果你采取消极态度，他们也会这样，如果你采取自信积极的态度，他们也会有积极自信的人生。

5 糖尿病的护理保健有哪些

（1）生活护理

①口腔护理：微生物易在牙龈与牙齿之间滋生。甜性食物使唾液成为细菌生长的良好温床。糖尿病患者保持口腔清洁的措施是：

每天早、晚及餐后，用柔软的牙刷（刷毛与牙龈线倾斜成45°）轻柔地摩擦刷牙，清洁牙的上下面、内外面、咀嚼面。

保持口腔卫生，每6个月定期进行一次口腔专科检查。

如有牙龈出血、牙龈发红、肿胀、发软或牙龈与牙齿之间出现脓液，或当咬合食物时牙龈配合方式发生改变以及持续地口臭或口味不正常，应及时诊治。

②皮肤护理：糖尿病引起皮肤干燥，同时也给糖尿病患者增加了皮肤感染的机会。有报道，大约30%～80%糖尿病患者有皮肤损害，如疖肿、毛囊炎等细菌感染、手癣、体癣、腹癣、足癣等真菌感染。1/5的糖尿病患者合并全身性的皮肤瘙痒。皮肤护理的措施是：

保持皮肤清洁，皮肤干燥宜使用高脂性肥皂。

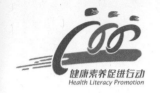
勤洗澡，洗完澡毕要仔细擦干皮肤，特别是皮肤皱褶处，如乳房下和腋窝外、腹股沟、脚趾间隙。夏天也可用滑石粉润滑皮肤。

用热的水洗澡或淋浴。因患者感觉迟钝易发生烫伤，要注意水温。

洗完澡后可使用一些润肤品，以湿润皮肤，防止皲裂。

宜穿通气性能好的纯棉制品，避免穿紧身内衣裤。

如皮肤出现小伤口，快速处理的方法是用肥皂水将小伤口清洗后，再轻轻盖上创可贴即可，也可使用莫匹罗星外用、包扎。切忌使用强刺激性的消毒液如高锰酸钾、碘酒等。

如皮肤发生烫伤要及时处理，可采用磺胺嘧啶银湿敷，预防创面感染并促进良好的愈合效果。

皮肤如出现肿胀、渗液或疼痛、瘙痒，手指、手部、脚趾、胳膊、腿的背侧或臀部出现的水泡，或胰岛素注射部位出现的红疹、包块和凹陷等改变，应特别加强治疗和护理。

③足部护理：糖尿病足是糖尿病的严重并发症之一，主要发生在血糖没有控制好的老年患者及病程冗长者。周围神经病变已被认为是80%糖尿病截肢的原因。对于高危患者及已患糖尿病足的患者应每天检查一次，确定有无溃疡或感染。同时根据病情用不同的方法清洁一次。一般情况下可用中性肥皂清洗，并用湿润剂保护局部皮肤。护理工作的要点是定期检查有无神经病变、周围血管病变、足畸形、修剪足趾甲、配制合适的鞋袜及指导足部运动。但这些工作都必须配合糖尿病教育并有患者自身的积极参与，才能取得更好的效果。Ⅱ型糖尿病并糖尿病足，这些患者的糖尿病护理以及足的护理就显得格外重要。做好足的自我护理是保证糖尿病患者生活质量的重要环节。坚持做好足部自我护理的措施是：

经常检查足部的皮肤，早期发现茧、鸡眼、裂缝、红肿、擦伤、溃疡等不正常现象。

促进足部的血液循环，以温水浸泡双脚，每日两次，但时间不宜超过 15 分钟，水温不宜超过 40℃。用中性肥皂洗脚，用柔软的干毛巾擦干脚趾间及足部。以润肤油按摩（由下往上）足部。冬天宜穿羊毛袜或棉袜，不宜穿紧口袜或过紧长裤。

做好足的保护，每天更换清洁袜，选择合适舒适的鞋，最好穿厚底的布鞋。

不宜穿橡胶或塑料底鞋，因这种鞋透气差不易散热，足部容易出汗，易发生足部的霉菌感染。

不宜穿人造革鞋、塑料凉鞋，防止因感觉迟钝而造成的擦伤。

冬天注意保暖，但不要使用电热毯或其他代用品或直接接触暖气等。

不要赤脚行走，这对失去温、痛、感觉迟钝的患者尤为重要。

修剪脚趾甲，但不能剪得太短，可用搓磨器将趾甲尖锐的角边修剪整齐。

④安全护理：由于糖尿病容易继发骨质疏松和视网膜病变，患者易出现跌倒导致骨折。绝大多数的患者跌倒发生在白天，多是在马路上跌倒，造成的损伤部位主要是头、面、颈部、四肢、脊柱、胸廓、腹或盆腔脏器，造成的伤残主要是骨折、组织瘀肿、撕裂伤、扭伤、擦伤或烧伤，更严重者会引起颅内出血，甚至死亡。所以，糖尿病患者的安全问题至关重要。

（2）运动护理

家人的任务是指导糖尿病患者参加正确的体育运动，注意体育锻炼的安全。体育锻炼的安全包括以下三个阶段：

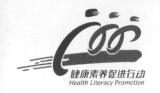

①热身期：时间是 5～10 分钟，以缓慢开始的一些低强度、随意活动为主。目的是使身体温暖后，再做轻微的伸展运动（不做跳跃运动），例如，在步行锻炼过程中，首选随意漫步 5～10 分钟，然后再做一些伸展运动。

②有氧运动期：时间 30 分钟，运动节奏加快。持续运动使肌肉需要消耗更多的氧，心脏活动的增强，出现心跳加快，呼吸加深等。运动中如感到气喘或疲惫时，则放慢运动频率，采取原地踏步或轻微步行方式，但仍使机体保持运动状态。如运动期出现低血糖反应，应立即停止运动。

③放松期：即将结束体育锻炼，使四肢保持在轻微活动状态，如原地踏步或漫步，然后再逐渐停止运动。注意在安全放松之前，糖尿病患者不要过度弯腰而使头部低于心脏位置，避免出现头部供血不足。

任何一种运动都不是尽善尽美的，有些运动侧重于消耗热量；有些运动侧重于加强身体的负重力及韧性；而有些运动则主要改善心血管功能；有的运动甚至有一定的危险性。但步行是一种最经济、最简便安全的运动，它能促进足部保健，调节心肺功能，调节四肢、腹部、背部及臀部肌肉的作用。经过一段时间的步行运动后，糖尿病患者信心、耐力和对健康水平的认识会逐渐提高，并可开始试行其他运动锻炼。糖尿病患者进行安全锻炼的准则是：

做好进行运动前、运动中及运动后的血糖变化检测。

进行运动的时间最好是进餐后 1～2 小时。因为运动可使血糖升高加快，从而加速胰岛素的作用。

要随时携带易于吸收的碳水化合物食品，例如糖果、葡萄糖凝胶、葡萄糖片、软饮料或葡萄干。以备出现低血糖症状时食用。

锻炼时最好有一个伙伴或家人一同进行。

保持体液的平衡。水是最好的饮料，每次锻炼前要喝水。如果进行 30 分钟以上的有氧运动，则要在运动中饮水。

选择一双合适舒适的运动鞋，每天锻炼后要仔细检查双脚是否有红肿、伤口感染及开放性溃疡等。

（3）治疗护理

①胰岛素治疗：Ⅰ型糖尿病是由于体内缺乏胰岛素，所以胰岛素注射成为治疗的主要手段。妊娠糖尿病因妊娠时身体比平常需要更多的胰岛素，且存在胰岛素抵抗现象，亦常需要胰岛素控制血糖。

普通胰岛素在微酸环境中稳定。基因重组的胰岛素在中性环境中稳定。在高温环境中胰岛素易分解失去活性。例如，在 30～50℃ 时，大部分胰岛素都会失效。55～60℃ 时胰岛素会迅速失效。所以胰岛素适宜在 2～8℃ 的冰箱环境中保存。胰岛素避免放置在电视机或阳光直射下，也不能将胰岛素放入低温冰箱中保存，以防止胰岛素的冻结、变性。

另外，必须熟悉胰岛素的有效储存期：未启瓶使用的胰岛素，宜放在 2～8℃ 冰箱中，有效期为两年，诺和诺德胰岛素为 30 个月。开瓶使用的胰岛素，放在 4℃ 冰箱中储存，3 个月后应弃用。开瓶使用的胰岛素在室温 25℃ 环境中存放，普通胰岛素 1 个月失效。诺和诺德胰岛素笔在使用期间不能留存在冷藏室中，宜在室温 25℃ 下存放。

②胰岛素注射的方法和要求：普通胰岛素易被消化酶破坏，仅供皮下注射或静脉注射。将胰岛素注入体内的方法包括注射器注射、喷射式注射、笔式注射以及胰岛素泵持续输注等。

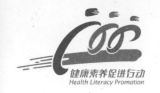

注射器注射：一次性注射器，注射器和胰岛素浓度相匹配，例如0.1毫升=4个单位胰岛素或0.1毫升=5个单位胰岛素。将胰岛素注入疏松皮下组织（如腹壁、上臂外侧、大腿上端的前侧和外侧、臀部等处），此方法能被大多数的糖尿病患者所接受。值得注意的是，普通胰岛素（动物型）易在注射部位出现脂肪萎缩或脂肪增生的不良反应。要经常更换注射部位，出现不良反应时及时更换胰岛素制剂。切忌在组织隆起的部位或瘢痕外进行注射，也不能将胰岛素注射在大腿内侧，因为摩擦会使注射部位出现疼痛。胰岛素注射吸收的差别顺序为腹部注射胰岛素吸收较快，手臂注射吸收次之，腿和臀部注射慢最慢。将胰岛素吸收迅速的腹部注射定为早上的注射部位，晚上则将吸收慢的腿部作为注射部位。这样，用不同部位胰岛素吸收的速率来协助达到减少血糖波动的目的。

喷射式注射：喷射式注射器是将胰岛素迅速地喷射形成一个"液体针"，直接穿过皮肤。喷射式注射器需拆开煮沸，比较费时。同时，对瘦者、儿童、老人因皮下脂肪较少可导致机械性损伤，易出现皮下瘀血。

笔式注射：笔式注射的特点是携带方便、安全、简单、准确，越来越受到糖尿病患者喜爱，其注射的部位与注射器的方法相同。

胰岛素泵是一种通过与机体连接持续释放胰岛素的装置，使胰岛素在体内的浓度更符合生理需要，使胰岛素的吸收更稳定、更有预测性。胰岛素泵供急危患者或少数患者在家使用。

③胰岛素注射的注意事项：注射普通胰岛素的时间是餐前30分钟，如不能进食暂可停止一次胰岛素注射。注射胰岛素后30分钟要按时进食。对合用口服降糖药患者（特别是老年患者）应注意如下几点：

熟悉和掌握降糖药物服用的时间，例如磺脲类药物产生胰岛素样作用，必须在餐前30分钟服药。同时注意观察低血糖反应。

为减轻双胍类药物的胃肠道症状如恶心等，服药的时间应安排在餐后。

α－糖苷酶抑制剂的作用是延缓葡萄糖的吸收，所以要求药物在餐前服用。

（4）心理护理

由于糖尿病患者在接受与面对糖尿病时，其情绪经常波动在否认、消极、抑郁的状态。心理学研究表明，当人受到重大打击时，其反应是有一定规律性的，最初的反应是"否认"，拒绝接受现实。糖尿病患者开始是"否认"糖尿病这一事实，但长时间的拒绝接受，会酿成严重的心理障碍。

糖尿病患者在较复杂、长期的治疗过程中，病情的变化是不可避免的，患者随着病情的反复易出现的消极悲观情绪。同时患者在接受治疗的过程中，因血糖控制不理想，易产生抑郁情绪，特别在持久的高糖状态下，会出现疲劳、嗜睡、精神不振、不愿活动等表现，更易产生消极甚至厌生心理。

对儿童和青少年的Ⅰ型糖尿病患者更需要多方位护理。由于生理、心理和社会方面的压力，他们对人生的价值，对健康的向往需要的是真实感觉，而糖尿病给他们增添了烦恼，加重了患儿及父母的身心障碍。

老年糖尿病患者因多脏器的损害，如视网膜病变、肾脏疾患等，对疼痛耐受和反应性均差，易产生体位性低血压。患者因生活质量降低，情绪消沉低落。所以，老年糖尿病患者更需要关怀，社会、家庭应给予关心、爱护。在糖尿病患者群中，抑郁症的发病

率、复发率及持续时间都要高于普通人群。因此，对糖尿病患者需要做好长期、细致的心理护理。

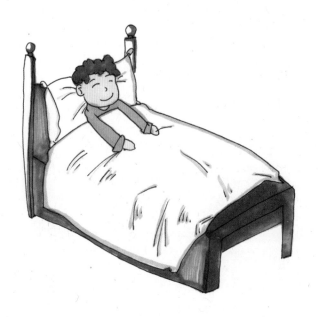

6 糖尿病的日常生活起居保健有哪些

（1）穿衣、穿鞋保健

①穿衣要适当：穿衣不当也会诱发糖尿病的发生。比如，穿衣过多或过少或不注意卫生可能诱发感染。I型糖尿病除了有可能的遗传性以外，病毒感染也是重要的因素之一。

感染与糖尿病的关系十分密切。因此穿衣要保暖，衣着厚薄要合适，一旦受凉感冒，病毒会借机入侵。造成病毒感染，从而诱发糖尿病。因此，避免感染对预防糖尿病特别是I型糖尿病是有益的。一些人为了讲究时髦，寒冷的冬季也穿着单薄的衣服，会给病毒侵入打开方便之门。

②穿衣服要清洁卫生：人的皮肤是机体的保护屏障，在正常情况下它可以阻止病原体的入侵。当机体抵抗力减弱时，皮肤又可成为病毒感染的通道。如果个人卫生习惯不好，穿的衣服不清洁，病原体就可能经过皮肤进入体内，造成感染。

③鞋袜合脚：糖尿病患者易发生足病和下肢溃疡等并发症，因此要注意足部和下肢的保健，而且对全身皮

肤也需要精心护理。有些青年女性患有糖尿病，在天冷时仍然穿长筒袜，这极易发生下肢和足部溃烂。糖尿病患者在血糖没有控制达标的情况下，糖尿病病足的发展也可能危及生命。还有的患者喜欢穿高跟鞋、高帮鞋、紧身衣裤，由于糖尿病容易发生肢体远端的血液循环不良和末梢神经炎及足部感染，这些鞋、袜、裤不利于血液循环，容易加重病情或发生感染。所以，糖尿病患者不要长时间穿紧身裤、袜。所穿的鞋也要大小合适，穿着舒服，鞋跟高矮适中，并注意保持鞋子的干燥与清洁卫生。矮跟皮鞋舒适，布鞋透气性好，可以选择交替穿着。穿新鞋时更应注意，不可磨坏了脚。

④注意护理皮肤：因为血糖控制不良时，高血糖会引发渗透性利尿，多尿会导致脱水，引起皮肤干燥，不仅足部皮肤易开裂，而且全身皮肤都会发干发痒，女性还会有会阴部皮肤瘙痒。此时，除避免抓伤外，也要注意穿衣服的选择，穿棉织品贴身衣服可减少发痒，穿清洁卫生的衣服可减少皮肤感染。

（2）环境保健

居住环境对糖尿病的康复有很大关系，这一点对病情的控制也是很重要的。

房间要整洁卫生，保持空气清新。环境卫生好可以防止感染。糖尿病患者容易并发感染，有的糖尿病患者要天天注射胰岛素，如果居室内卫生状况差，注射用具受到污染，将造成不良后果。室内清洁卫生条件差，还会招来蚊虫、苍蝇之类的害虫侵袭患者，更易出现感染。

房间应经常开窗通风和保持充足的日照，这不但有利于居室空气清新，还可使患者心情舒畅。心情好对控制糖尿病病情有益。

生活用品，包括被褥、洗漱用具等，要经常洗换、日晒，这样有利于消毒和去除潮湿。

居室的外部环境除要经常清扫外，还要保持安静。糖尿病患者胰岛素分泌周期紊乱，如果睡眠环境不佳，将会使其变得更加严重。因此，居室的周围不要有吵闹的人群，要避开娱乐场所（如舞厅、卡拉 OK 厅）等，如果夜间睡不好觉，就会影响血糖。所以，提供一个安静、舒适的居住环境，让糖尿病患者休息好、心情好、卫生好，这对血糖的控制是有益的。

糖尿病患者还需要有一个和睦的人际关系，比如常有家人问寒问暖和促膝交谈，或有邻居与其聊天，互相沟通。这对糖尿病患者了解时事新闻、开阔胸怀、摆脱烦恼、解除忧虑都有益。

总之，糖尿病患者需要一个清洁卫生的居住环境和舒畅的人际关系，这对控制病情是非常重要的。有些人患了糖尿病只注意吃药，忽视了从多方面加强综合保健措施。要知道，糖尿病是一种终身疾病，必须多方面调剂生活，从用药、饮食、运动、环境、心理等诸多方面加以调理，才会收到良好的治疗效果。

（3）睡眠保健

睡眠质量好有利于控制血糖。高质量的睡眠表现为定时入睡，睡得深而熟，不做噩梦，第二天起床精神好，这样患者的血糖也会平稳。如果患者睡眠不规律，时早时晚，甚至通宵不眠，或者睡不深，时常惊醒，或多做噩梦，则血糖往往会升高。

糖尿病患者睡眠时间，一般以醒来全身舒服、精力恢复、身心轻松为准。60 岁以下者，每日睡眠 9～10 小时；60～70 岁者每日睡眠 7～8 小时；70～80 岁者，每日睡眠 6～7 小时；大于 80 岁者，每日睡眠 6 小时。一般还要加午睡 1 小时。糖尿病患者可根据自身的健康状况每日增加 1～2 小时睡眠，这样有利于休息和调理精神。

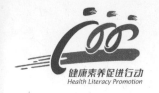
糖尿病患者为做到睡眠好要注意以下几点：

①睡前半小时用温水泡脚，不但可以解除疲劳，还可以促进远端血液流通，防止并发足病。

②睡前不要吃东西，特别不要吃含脂肪较多、不易消化的食物。因为脂肪会使人体发胖和升高血糖，对糖尿病患者控制病情不利。

③糖尿病患者合并心脏病时要在床前预备心脏病急救药盒及手电筒等，以便应急用。

④糖尿病患者最好不要独居一室，这样便于他人照顾，防止发生意外。

⑤糖尿病患者更要注意睡好午觉。午睡是很好的休息，对体质弱的患者有益。

⑥要坚持按时睡觉，形成良好的睡眠习惯，有利于克服失眠，并可减少血糖波动。

（4）旅游保健

现代生活中，人们外出的机会增多，旅游成为人们生活的重要内容之一。糖尿病患者完全可以享受与正常人相同的生活。可以外出或旅游，一般不会妨碍疾病的治疗。如果有了周全的准备，还可作为运动治疗的方式，有利于疾病的控制和心理健康。但是，外出旅游总会有一些生活规律的改变，而且糖尿病患者与健康人有不同的需要。因此，患者应学会在生活规律变化时妥善安排自己的饮食、起居，坚持用药和控制活动量等，尽可能减少因生活规律变化对病情的影响。外出旅行，平常生活规律势必被打乱，不当的饮食及活动量会使血糖波动，使病情加重或引起急性并发症，所以在旅行中应注意：

①做好充分准备：首先要确定血糖已控制在较满意的水平，无急性并发症，可耐受一定量的运动强度，方可外出旅行。出发前对于旅行路线、乘车时间、携带物品都要做好充分准备。带好足够的药品，并有保存措施。如注射胰岛素的患者要将胰岛素放在阴凉干燥处，或备好一次性冰袋，但要避免高温或冰冻，以免影响药效。千万不可忘记随身带好有自己病情、急救办法及与家人取得联系办法的"糖尿病患者卡"及糖块、饼干等，且需放在别人易发现的地方如口袋内，以便发生意外时能得到及时帮助。要选择一双舒适合脚的鞋子，以免足部受伤。

②生活要有规律：旅游的日程安排最好按平时的作息时间，按时起床、睡眠，定时定量进餐，坚持饮食疗法，要做到不该吃的东西不吃，不该喝的饮料不喝，尤其是不能喝酒和吸烟。在进食量上，可根据活动量的大小适当调整。如果在家时一天吃 5 餐，在外时也要在 3 餐之间加一些点心。不要忘记饮水。不要为赶时间而放弃一餐，也不要暴饮暴食。时间性很重要，故外出时不可忘记按时用药。一旦打乱了用药时间，对控制血糖不利。

③注意劳逸结合：旅游比在家活动量大。适当增大活动量倒也无妨，但不可过于疲劳，超负荷的活动对控制病情不利。要适当休息，保证睡眠，做到量力而行。不可因为高兴而忘记休息和打乱生活规律。安排各种活动须合理而有节制，运动量较大的活动如爬山、观光等宜安排在饭后半小时，不可清晨空腹或临睡前大量活动，以免发生低血糖。要保证充足睡眠，以免过度疲劳，抵抗力下降。

④对症下药：旅途中由于紧张劳累，机体的调节、免疫力都有所下降，备好常用药品预防感冒及腹泻，因其可加重糖尿病病情，

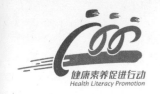

甚至导致糖尿病酮症酸中毒。一旦发生，及时到当地医院诊治，不可掉以轻心。另外，千万不要忘记带好尿糖试纸，有条件者应带上血糖仪，随时检测血糖、尿糖，并根据活动强度及尿糖或血糖情况随时增减药物，或临时加餐。

（5）个人卫生保健

①减少接触感染：糖尿病患者应尽量避免到人多的公共场所去，以防呼吸道感染。

②保持身体卫生：要勤洗澡，勤换衣服，有利于皮肤卫生，防止化脓感染。

③注意口腔卫生：要做到睡前、早起刷牙，每次饭后刷牙漱口，防止口腔感染。

④防止泌尿道感染：女性糖尿病患者要经常保持外阴清洁。每晚睡前用专用的盆清洗外阴部，便后及性生活前后清洗局部，包括提醒伴侣清洗阴茎。

⑤保持脚的卫生：由于糖尿病患者易发生动脉硬化，故糖尿病患者中足坏疽的发生率比非糖尿病患者高 17 倍。即使足部轻微损伤都会引起感染，发生坏疽，甚至造成截肢，出现残疾。因此，糖尿病患者要特别讲究足部的保护。

每晚睡前用温水（不超过40℃）浸泡双脚 5～10 分钟，并用柔软吸水性强的干毛巾擦干，再用少许羊毛脂涂抹。泡脚时必须注意水温，不能超过体温。一般人足部皮肤感受到高温时会使脚迅速离开避免烫伤，而糖尿病患者的这种功能大大下降，对热的感觉不灵敏，所以容易烫伤脚，给患者带来巨大的痛苦和伤害。据统计，糖尿病患者因烫伤引发糖尿病坏疽的占14.5%。

每日检查足部情况，发现有水肿、皮裂、磨伤、鸡眼、胼胝、甲沟炎、甲癣等，都要及时处理，以防感染。

剪趾甲不要剪得太短，趾甲应与脚趾相齐，以防伤着趾肉。勤剪趾甲，可以防止趾甲划伤脚趾。

不要赤脚走路，也不要光脚穿鞋，以防磨坏脚上的皮肉。

足局部不要用刺激性药物，如碘酒、石炭酸等，不要贴有损皮肤的胶布。

⑥穿鞋要合脚、舒适透气好，袜子要柔软平整，鞋袜要勤换，保持脚的卫生。

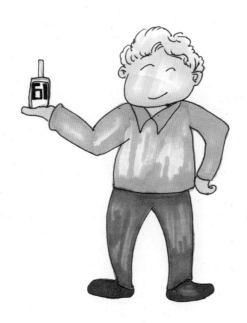